AF217890

WERNER VOLKER CSECH

EINHORCHUNGEN
ZUM
INSPIRATIONSSINN

WERNER VOLKER CSECH

Einhorchungen zum Inspirationssinn

HOMO AUDIENS

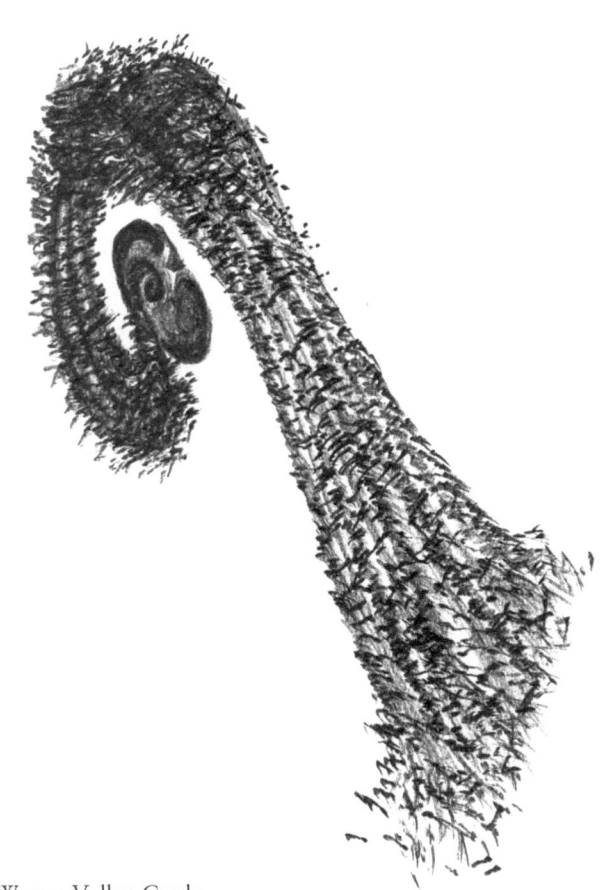

Werner Volker Csech:
Einhorchungen zum Inspirationssinn: Homo audiens.
KASTALIA-VERLAG · Bodenkirchen 2020
ISBN: 978-3-9805902-4-2 · Copyright: Dr. Werner Volker Csech
Satz, Umschlag und Foto: Dr. Werner Volker Csech
Grafik: Birgit Csech · Herstellung: tredition GmbH, Hamburg

Inhaltsverzeichnis

»Das Auge ist das Organ der Weltanschauung.«
(Alexander von Humboldt, 1769 – 1859)

»Das Ohr ist der Weg zum Herzen.«
(Madeleine de Scudéry, 1607 – 1701)

»Der Anfang des rechten Lebens ist das rechte Hören.«
(Plutarch, um 45 – 125)

»Verleih deinem Knecht ein hörendes Herz, […]«
(1 Kön 3, 9)

»Lange haben wir das Lauschen verlernt!
Hatte Er uns gepflanzt einst zu lauschen
Wie Dünengras gepflanzt, am ewigen Meer, […]«
(Nelly Sachs, 1891 – 1970)

»Ehe es wächst, lasse ich es euch erlauschen.«
(Jes 42, 9)

Einstimmendes

»Am Anfang war der Mensch ganz Ohr.«

Der Beginn des Johannesevangeliums tönt noch heute dem Menschen im Gehör: *»Am Anfang war das Wort, und das Wort war bei Gott, und ein Gott war das Wort«*, so lautet die profane Übertragung der altgriechischen Originalstelle ins Deutsche. Es steht geschrieben:

Ἐν ἀρχῇ ἦν ὁ Λόγος, καὶ ὁ Λόγος ἦν πρὸς τὸν Θεόν, καὶ Θεὸς ἦν ὁ Λόγος.[1]

Ein Williger, der dem geschriebenen Wort im Altgriechischen tiefer auf den Zahn fühlen möchte, wird gut beraten sein, genauer hinzuhören, hineinzulauschen, was die Übersetzer des Evangeliums ihm mitteilen wollten. In der — wörtlich aufzufassenden — Allgegenwart der höchsten Göttlichkeit erklingt der Ruf der Weisheit an die, *in den* und in ›Gestalt‹ der sich ausdehnenden *Archai* — Ἐν ἀρχῇ —, jenen am Urbeginne stehenden Geistern der Zeit, durch deren Ertönen erstmals das

---

1 In lateinischer Transkription: »En Archêi ên ho Logos, kai ho Logos ên pros ton Theon, kai Theos ên ho Logos.«

7

Wesen des Ewig-Göttlichen sich ausspricht. Auch das alttestamentarische hebräische Äquivalent *be' reschît* — בראשית — benennt die *Anfänge, Urbeginne,* die uranfänglichen *Archai.* Was aber durchtönte diese? Wir übersetzen den Begriff des Logos gemeinhin schlicht mit *Wort.* Das Substantiv stammt von der Verbalform *legō* (sprechen, sagen, reden). Wir sind jedoch angehalten, darüber hinaus die Spielart *lēgein* zu berücksichtigen, welche *ablassen, aufhören, nachlassen* und *sich legen* bedeutete. Wir gewahren dabei ein *Sich-Hingeben.*

Den Begriff des Logos schlicht mit der Bedeutung *Wort* zu fixieren, würde seinem Wesen nicht gerecht. Rudolf Steiner offenbarte in seinen Vorträgen unter dem Titel ›Die Evolution vom Gesichtspunkte des Wahrhaftigen‹, daß jener Akt, der am Urbeginne die Archai zeitigte, ein *Opfer* hoher Gotteswesen war. Daß überhaupt ein Urbeginn, und folglich die Zeit entstehen konnte, überhaupt ein Ausspruch, ein Schöpfungsprozeß in Form eines singulären, all das später Werdende enthaltenden Wortleibes möglich wurde, dazu bedurfte es eines Opfers außerzeitlicher Geistgegenwart. Diese trinitär-thronende Opfer-Willigkeit spricht sich in den lebendigen Verbalformen, welchen das Wort *Logos* seinem Lautleibe nach zugehört — in *legō* und *lēgein* — aus. Die Gottheit *ließ von sich ab, legte sich selbst zugrunde;* oder, um frei nach Rudolf Steiner

8

zu sprechen: der ewige Weltengrund goß sich vollends in die Welt als Werdendes aus.

In diesen Urbeginn war alles fortan sich Entfaltende hineingelegt. Der Logos war, wie Johann Wolfgang von Goethe es im ›Faust‹ so kunstvoll faßte: Tat, Kraft und Sinn[2] — in diesem Urwort, dem Urklang ballte sich in höchster Konzentration die waltend-gewaltige Allmacht des nachher im Zeitenlaufe sich Offenbarenden. All dies *lag* im Urbeginn *gegründet*, war in die empfindsam aufhorchenden Archai eingeflossen.

καὶ ὁ Λόγος ἦν πρὸς τὸν Θεόν. Diesem Satz legen wir die Verbalformel *legein pros tina* zugrunde. Wir können sie übersetzen mit: ›sich jemandem aussprechen‹. In die Archai hinein wird gesprochen, das Weltengeheimnis wird offenbar(t), wird überlassen, zugrunde gelegt — und diese hören hin. Ewiges *hört* auf zu ›Sein‹ und beginnt ›Sein-Werden‹. All dies empfinden, vernehmen, erlauschen die Archai augenblicklich. Sie selbst sind ganz Empfindungswesen, sind dem Vater zugeneigt und lauschen dem einzigartigen Moment des Weltenschöpfungsklangs — dem Sich-Ausgießen Gottes. Daher könnte man diese Stelle des Evangeliums in einem seiner Wesens-Aspekte wie folgt fassen: ›*Und der Sohn war dem Vater zugewandt.*‹ In unendlicher Hin-

---

2   Cf. Goethe, Johann Wolfgang von: Faust. Eine Tragödie. Tübingen, 1808. Studierzimmer. S. 80.

gabe empfanden und empfingen die Archai das in sie hineintönende Weltenwort — sie waren ihrem ganzen Wesen nach: *Ohr*.

Seither tönen die Menschenwesen in ihren bildsamen Zeitenleib. Der französische Arzt und Wissenschaftler Alfred Tomatis (1920 – 2001) kam durch zahlreiche Studien zu der Überzeugung, daß, ganz der *Biogenetischen Grundregel* Haeckels gemäß, die stammesgeschichtliche Entwicklung der Sprache in verblüffender, wenn auch verkürzter Weise von der menschlichen Ontogenese (der Entwicklung des menschlichen Einzelwesens) wiederholt wird und daß diese vom Horchen und damit vom Suchen nach der Sprache, nach dem *Logos* bestimmt sei. Das Hörorgan wird als erstes Organ herangebildet und nimmt seine Arbeit bereits auf, wenn das Gehirn noch wenig ausgestaltet ist. Dieses erhält erst durch das Hören seine Struktur. Tomatis war der Ansicht, daß die Evolution auf das Ziel hin ausgerichtet sei, das Wort, den *Logos* zu erlauschen, um diesen in seine gesprochene Form zu übertragen. Am Vernehmen des Tones, am Hören, konnte Vernunft und somit die Sprache als Wiederspiegelung des Gehörten im Menschen reifen. Es ist bemerkenswert, daß das Aussehen des Ohres sich nach dessen Heranbildung während der Embryonalentwicklung nicht mehr ändert und daß das Ohr seiner Gestalt nach ein Abbild der Lage des Kindes im Bauch der Mutter zu sein scheint.

Der Mutterleib stellt den ersten Resonanzraum dar, den das Kind bei seiner Inkarnation in die irdische Welt betritt. Lange bevor das Kind sehen kann, hört es das Wort, vernimmt die Sprache der Eltern, die Klänge der es umgebenden Welt. Erst nach der Geburt beginnt es damit, selbst Laute zu äußern und so bildet sich sukzessive das Nachdenken, das Reflektieren über das Geäußerte aus. Das begriffliche Denken lernt das Kind anhand der vernommenen Klänge und Worte — der Sprache.

Analog dazu, wie sich das Werden der Sprache durch das Hören zeitigt, bilden sich in der Entwicklung des Kindes weitere kosmische Gesetzmäßigkeiten ab. Das Heranreifen des Kindes im Mutterleib, das Eintauchen des Lebens und die Schaffung der physischen Klangstruktur spiegeln sich im Aufbau der körperlichen Masse sowie der Leibesmaße wieder. Es ist bekannt, daß das Kind zu Beginn seiner Entwicklung recht langsam im Mutterleib heranwächst. Im Fortgange der Ausgestaltung nimmt die körperliche Entwicklung jedoch rasant an Geschwindigkeit zu. Die Gewichtszunahme steigt im Laufe der Entwicklung drastisch an. Verbildlicht man die Werte, die hier zugrunde liegen, stößt man auf atemberaubende Schönheit und Harmonie in der Leibesgestaltung, auf jene Harmonie, die schon in der Haltung und Lage des Embryos sowie des Ohres sichtbar wurde. Setzen wir die Schwangerschaftswochen mit der Gewichtszunahme innerhalb derselben in Beziehung, offenbart sich als Abbild eine spiralförmige Bewegung, wie sie überall in der Natur beobachtet und gefunden werden kann — die Fibonacci-Sequenz. Dieses Verhältnis entspricht der Zunahme der Geschwindigkeit eines Gegenstands im freien Fall. Während eines solchen — gehen wir von einem sehr geringen oder nicht vorhandenen Luftwiderstand aus — bewegt sich der Gegenstand mit einer Fallbeschleunigung von 9,81 Metern pro Sekunde zum Quadrat. Das ergibt folgende Rechnung: Nach der ersten Sekunde ist der Gegenstand 4,905 Meter gefallen, nach der zweiten Sekunde 19,62 Meter, nach der dritten Sekunde 44,145 Meter usf. In ein Diagramm übertragen, ergäben sich für beide vorgenannten Ereignisse gleichartige spiralförmige Kurven. Somit tönt das Menschenwesen sinngemäß im ›freien Fall‹ in den physischen Leib hinein. Anders ausgedrückt: es bildet sich der Leib des Kindes mit einer Geschwindigkeitszunahme aus, die jener des freien Falls entspricht.

Solche physiologischen Tatsachen werfen ein helles Licht auf die Bedeutung des Klangs, des Hörens.

Die Menschen früherer Kulturepochen verbanden das Tönen in dessen Klangstruktur mit einem Wahrnehmungsbild. Letzteres diente ihnen als Übersetzung der Ton- und Wortgebärde. Analog dazu, wie der Mensch damit begann, die gehörten Worte und Sätze nachzusprechen, begann er, die Formen des Geschauten und Gesprochenen nachzuzeichnen.

Im Jahre 1899 ging ein chinesischer Schriftsteller und Forscher zur Apotheke, um für einen Freund, der an Malaria erkrankt war, eine Arznei zu besorgen. Eine übliche Zutat solcher Arzneien in der *Traditionellen Chinesischen Medizin* waren in dieser Zeit Drachenknochen. Beim Zermahlen solcher Knochen entdeckte der Forscher auf den Knochenstücken eine Art Schrift. Diese erschien ihm einerseits vertraut, andererseits konnte er sie nicht entziffern. Neugierig von dieser Entdeckung kaufte der Mann fortan alle Drachenknochen, die er auftreiben konnte. Im Fortgange dieses Fundes wurden auf weiteren Knochenstücken 1085 Inschriften mit archaischen Zeichen gefunden, die sich als älter herausstellten, als alle bis dahin bekannten chinesischen Schriften. Diese Symbole wurden als Orakelknochen-Schrift berühmt. Es sind die archaischsten gegenwärtig bekannten chinesischen Schriftzeugnisse, mit einem Alter von etwa 3.300 Jahren. Aus dieser antiken Schrift entwickelten sich die modernen, für Nicht-Kenner der chinesischen Schrift unentzifferbaren Zeichen.

In der chinesischen Sprache existiert ein Symbol für das Wort *Ohr:* 耳. Auf den Orakel-Knochen aber finden wir den Vorläufer dieses Symbols. Wir erkennen auf den ersten Blick, was dieses Symbol uns zeigt:

Es handelt sich um das Abbild eines Ohres. Zusätzlich mag überraschen, daß das zugehörige altchinesische Wort zu diesem Symbol *ěr* lautet! Ist es nicht ganz unser *Ohr*? Auf den späteren Bronzeinschriften ist die Gestalt des Ohres noch formvollendeter abgebildet:

Die Vorfahren der heutigen Chinesen haben aus einem imaginativen Bewußtsein heraus ihre ersten Schriftsymbole ausgebildet. Dies kennen wir auch aus Ägypten, Mesopotamien und Mittelamerika. Im Laufe der Zeit wurden die Symbole zu abstrakten Formen umgestaltet. Ein deutlicher Hinweis, daß das Bewußtsein der Menschen sich grundsätzlich gewandelt hat.

Etwas gleichermaßen Erstaunliches offenbart sich, wenn wir das entsprechende Schriftzeichen für das Hören 聽 aufsuchen. Denn auf den Orakelknochen gleicht es noch einem lauschenden Ohr, welchem zwei Buchstaben in umgekehrter A-Form zufliegen:

Allmählich wandelte sich die Beziehung zum Hören. Das heutige Zeichen beinhaltet Symbole für den König (ein eigentlich aufrecht stehender Mensch), das Herz, das Ohr, das Auge sowie die Zahlen 10 und 1. Die komplexe Beziehung zum Hören wurde darin abstrakt chiffriert.

Dem Mysterium des Werdegangs und der Entfaltung der Hör- und Sehkunst im Menschen widmet sich Werner Csech in der vorliegenden Abhandlung. In einer feinsinnigen, dem Inhalt angemessenen Sprache setzt er sich sowohl mit den irdischen Sinnen des Hörens und Sehens auseinander als auch mit den diesen zugrundeliegenden höheren Wahrnehmungsorganen — den geistigen Erkenntnisarten der Imagination und der Inspiration, welche der Mensch heute berufen ist wiederzuerwecken aus ihrem Dornröschenschlaf.

Der Verfasser gibt sich in seiner ganz persönlichen, individuellen Erkenntnisfeier dem Wort des Geistes hin. Ausgehend vom ›Urbeginn‹, den wir einleitend streiften, über die sich fortentwickelnde Lichtgewalt des sich aussprechenden Lebendigen, eröffnet uns diese kurzweilige und doch all unsere Denkkraft anregende Schrift die Erträge einer jahrelangen Meditations- und Inspirationsreise des Verfassers. Grenzphänomene wie die Synästhesie als Widerspiegelung geistiger Wirklichkeit finden dabei eine gleichermaßen grazile Behandlung wie genetische Fragen, wissenschaftliche Kritik und musikalische Perspektiven.

Dir, lieber Werner, danke ich für die Ehre, diese einstimmenden Worte zu diesem wunderbaren Werk beisteuern zu dürfen. Ich danke dir fernerhin für unseren stets fruchtbaren, gewinnbringend-freundschaftlichen Austausch und für das Überlassen eines sagenhaften Manuskripts menschlicher Sprachkunst — der den Menschen beschenkenden und dem Leser nun vorliegenden Schrift *Homo Audiens*.

Oliver Heinl, am Johannitag 2020

»Dir aber, Herr, o was weih ich dir, sag,
der das Ohr den Geschöpfen gelehrt. —«
(Rainer Maria Rilke[3])

1. »De profundis clamavi ...«

»Im Anfang war das Wort.«[4] *Wie* war es? Es war nicht
in geschriebener Form vorhanden. Denn am Anfangs-
punkt alles Seins gab es nichts, womit und worauf es
hätte geschrieben werden können. Der Aussage des Johannesevangeliums zufolge gab es im Urbeginn nichts
als das Wort und den Anfang selbst: Das Anfangswort.
Das WORT sprach. Es sprach — bevor es anderes
sprach — *sich* aus. Selbstaussprechung. Wortung. Das
heißt aber auch, daß im wortenden Anfang das Hören
aufgerufen war. Nicht das Geseh. In der Ur-Wortung
war noch nichts zum sichtbaren Objekt veräußerlicht.
Noch nicht einmal das Licht selbst als Prinzip aller Sichtbarkeit war im Tönen des Urworts erstrahlt.
Im Schöpfungsursprung war der Keim der Welt weder hell noch dunkel; er war tönend, vibrierend. Die

---

3   Rilke, Rainer Maria: »Die Gedichte«. Die Sonette an Orpheus, erster
    Teil, Nr. XX, Frankfurt am Main 2003, S. 687.
4   Jo 1, 1.

17

Substanz des Weltwerdens war und ist das Gespräch: An-Wortung und Rück-Wortung; Aufruf und Antwort. Dialogos. Erst danach und darin gebar das Wort die Sichtbarkeit: »Gott sprach: Es werde Licht.«[5] Fiat lux. Und es ward Licht. Das Licht als strahlende Helligkeit, als Offenheit, wurde in den Raum hinausgesprochen. Kein vereinzeltes Geleucht, die Insgesamtheit des Lichts, die Lichtsumme vor ihrer Zerstrahlung, wurde hineingesprochen in die infinite Überblickbarkeit der Weite-Raumung. Licht ist strahlendes Macht-Wort. In ihm wird das Strömend-Webende ins Bild der Raumesweite gesetzt. Das Licht als Abkömmling bezeugt das väterliche Werdewort. Das Licht ist die Erhellung, die Rückbescheinung des sprechenden Vaters. Wort entzündet Licht. Licht beleuchtet Wort.

So gestaltet das erstgeschaffene Lichtwort über die verleiblichende Bildwerdung die Auffächerung in die unerschöpfliche Vielfalt des Wortlichts. Ein ebenso symphonischer wie auch prismatischer Prozeß. Wort und Licht designen in fortwährendem Gegenschwung alle Ding- und Wesenheiten der Welt.

Die zweite Äußerung des Logos (nach seiner Selbstaussage) war das Weltenwort, in welchem der Sinn der Welt ausgesagt wurde. Das heißt, das erste in

---

5   1 Mose 1, 3.

und mit der Welt gesprochene Wort war der Sinn ihrer selbst als Ganzes. Darin enthalten die Zusage: »In aller Welt kannst Du mich, den Logos, verstehend hören«; denn der Gesamtsinn der Welt ist auf das Gehörtwerden angelegt. Jede mögliche Erkenntnis geschieht und vollendet sich in jenem Wortklang, worin und woraus der Erkenntnisgegenstand sprechend ins Dasein gerufen worden ist. Die Welt ist ein durchgängiges Bered. Daran können wir teilhaben, da wir Geist vom Geiste sind, Logoi vom Logos.

Das erste Hörbare *innerhalb* der Welt war kein Geräusch; es war eine schöpferische Sinnlautung. Denn nicht nachträglich werden Dinge wesensgemäß benamt.[6] Es gibt kein ›Matching‹ zwischen Wesen und

---

6   Näherhin wäre zu unterscheiden zwischen einer göttlich-kosmischen Ursprache und einer davon abkünftigen menschlichen (Ur-)Sprache. Zu letzterer ist ein mehr oder minder entwickeltes Gedächtnis des Menschen erforderlich, wie Rudolf Steiner ausführt. Auf dieser Grundlage wird ein sprachliches »Band hervorgebracht zwischen der menschlichen Seele und den Dingen außerhalb dem Menschen. Dieser erzeugte das Lautwort in seinem Innern; und dieses Lautwort gehörte zu den Gegenständen der Außenwelt. Und auch ein neues Band entsteht zwischen Mensch und Mensch durch die Mitteilung auf dem Wege der Sprache.« (Steiner, Rudolf: »Aus der Akasha-Chronik«, GA 11, S. 34 f.) Ursprünglich war das von den Menschen hervorgebrachte Lautwort »etwas Naturgewaltiges. Sie *benannten* nicht bloß die Dinge, sondern in ihren Worten lag eine *Macht* über die Dinge und auch über ihre Mitmenschen. Das Wort […] hatte nicht bloß *Bedeutung*, sondern auch *Kraft*. […] Wenn der [damalige Mensch] ein Wort aussprach, so entwickelte dieses Wort eine

Namensgebung, weder menschlichen noch göttlichen Ursprungs. Die Dinge werden durch ihre Namen erst-ursprünglich gezeugt. *Durch* das Namenswort werden sie ins Dasein gerufen — ex nihilo. Anhebend mit dem primordialen Aufruf der Wesensnamen im Schöpfungs-urbeginn rollen kosmische Lichtkaskaden der Sinnver-mittlung durch den polyphonen Chorus der Seinsfülle.

Die Welt ist Inspiration. Die Einhauchung des Wor-tes. Ein schöpferisches Sagen-Hören. Das staunende Hellwerden der Welt beruht auf einem durchgehenden Inspirationszusammenhang. Vermöge der Nennkraft des Wortes wird dieses *als* dieses offenbar. Und jenes *als* jenes.

In Bezug auf den Dreiklang anthroposophischer Erkenntnismodi kann gesagt werden: Die Inspiration ist in ihrer narrativen Qualität quoad nos die zentrale Erkenntnisform. Sie übertrifft die *Imagination* an Tiefe und die *Intuition* an situativer Zugänglichkeit (wenn-schon die Intuition in der Inspiration als deren Kraft-sinngrund stets verborgen waltet).

ähnliche Macht, wie der Gegenstand selbst, den es bezeichnete.« (S. 35) Zur Problematik der »Ursprache« und der daraus sich ergebenden Sprachgenese forscht Oliver Heinl, der hier auf anthroposophischer Grundlage Pionier-arbeit leistet. Zu seinen bisher erschienenen richtungsweisenden Werken gehören: »Urbilder der Sprachbaukunst. Eine Abhandlung über die Bil-dekräfte der Sprache.« Hamburg 2018. »Die Indoeuropäische Fabelwelt. Ergänzungsband 1 zu den Urbildern der Sprachbaukunst.« Hamburg 2019.

Hören ist das Eintreten, d. h. der lautlos-andächtige Hinein-Gang in den »Tempel im Gehör«[7], — den Weltentempel. Damit aber ist Hören zugleich die Bedingung der Möglichkeit des Sprechens. Das heißt: Auf daß der Homo loquens ein solcher sei und bleibe (ohne zum Homo loquax zu entarten), achte er stets darauf, primär ein Homo audiens zu sein. Die Urfähigkeit menschlichen Bewußtseins ist das Hören. Im rechten Hören er-hört der Mensch sowohl seinen Daseinsgrund als auch seine Daseinsaufgabe ... und somit — *sich* selbst. Aus den vorweltlichen Abgrundtiefen der Ungeschaffenheit wird der Mensch als Ebenbild seines Rufers ins Dasein gerufen. Der Urmensch wird verwortet. »De profundis clamavi ad te, Domine.«[8] Die gesamte kosmische Geschichte ist nichts anderes als eine fortwährend neu formulierte, kreative Erwiderung des menschlichen Tiefenworts an das Gehör in der Höhe. Der antwortende Mensch verabgründet sich im Logos.

Verschiedene strukturelle Zusammenhänge dieser dialogischen Urqualität des Menschlichen sollen im Folgenden rhapsodisch überdacht werden.

---

7 Rilke, Rainer Maria: »Die Gedichte.« Die Sonette an Orpheus, erster Teil, Nr. I, Frankfurt am Main 2003, S. 675.

8 »Aus der Tiefe rufe ich, Herr, zu dir.« (Psalm 130 [Vulgata: 129], 1–8)

2. Sehen und Hören als Raum- und Zeitsinn

Das Sehen ist der Raum-Sinn. Der Sinn des rezeptiven Zugleich-Auseinander-Wahrnehmens. In diesem Phänomen eines gleichzeitig erfaßbaren *Hier-* und *Dort*-Seins spannt sich Räumlichkeit auf. Sehen als Umgebungssinn ist ein Verorten des Schon-da-draußen-Vorliegenden im Sichtfeld. Der Gesichtssinn besorgt das Geseh des Abgestellten, des Deponierten. Das Sehen verbindet uns mit dem Gesehenen, aber es verbindet uns im Modus des Getrenntbleibens. Das Sehverhältnis bleibt distanziert, objektiviert: es ist ein *An*schauen des Anderen-dort-draußen.

Anders beim Hören. Alles Tönende ist ein Zeitwesen. Geräusch, Klang, Wort, Musik sind nicht da oder dort anwesend, ausharrend. Kaum erklungen, sind sie schon wieder verschwunden aus der Erlauschung des Gehörs. Als Unsichtbares in die bloße Hörbarkeit aus dem Nichts hervortretend, sind sie mit dem Gewahrwerden bereits wieder in dasselbe abgetaucht, entschwunden. Für immer. Tönendes ist lediglich eine dahingehauchte Fluktuation im Nichts. Verklungenes ist verklungen. Jedes Hörbare ist *als solches* in seiner ontologischen Authentizität ein Einmaliges, in seiner Originalität so nicht Wiederkehrendes. Hörbares ist per se kein Dauerhaftes, es ist Vorübereilendes, Geschwindendes. Tönendes ist wesenhaft flüchtig. Wesensflüchtigkeit.

Das Sehbare hingegen besitzt Dauer. Die Gegenstände ebenso wie deren Abbildungen haben mit Form und Farbe eine grundsätzlich konstante Qualität. Sie zeichnen sich aus durch Bleibendheit und Beständigkeit. Ihr Habitus des Schon-und-noch-immer-Daseins echauffiert den Betrachter einerseits mit geradezu aufdringlicher Daseinsevidenz[9]; verleiht ihnen aber andererseits den Mehrwert der Haltbarkeit und Zugriffigkeit — und sei es ein visueller Zugriff aus der Distanz heraus.

---

9   Der Sehsinn ist, positiv betrachtet, der Sinn der unmittelbaren Ordnung, Klarheit, Übersichtlichkeit.

3. Das Erkenntnismodell
der okularen Weltaneignung

Aufgrund der angeführten Eigenschaften kam es zur zivilisatorisch verfestigten Vergegenständlichung des Bewußtseins respektive seiner Welt. Denn die Welt interpretiert als das Refugium der sichtbar zuhandenen Gegenstände bietet verläßliche Stabilität. Die sichtbare Gegenstandswelt zeigt sich in ihrer einfachen Überschaubarkeit des brauchbar Eingeräumten und Gewährten als kontrollierbar und sicher. Der Fernsinn des Sehens scheint den vermeintlichen Vorteil der kühlen Distanzierung zu besitzen, der paradigmatisch auf die Vernutzbarkeit des schaufensterartig Exponierten und Verrechenbaren anwendbar ist. Dieses Primat des Sichtbaren im Konzert der Sinnesorgane führte konsequent angewendet schließlich zu einem rein visuell geprägten Erkenntnisbegriff: einem der Wirklichkeitsfülle und -tiefe abträglichen Okulozentrismus, der im geistesgeschichtlichen Werdegang eine massive Engführung der Weltbegegnung konzeptionell etablierte. Das Welt-BILD von Naturwissenschaft und Technik beruht gemäß des visuellen Paradigmas auf einer ›Augenwelt‹. ›Wissen‹ wird mit An-*Schauung* und Ein-*Sehen* gleichgesetzt. Die Bedeutung auditiven Verstehens wird systematisch supprimiert. Das dinghaft Gesetzte, das Positum, definiert die Zielmenge eines musealen Beschauens der Welt. Als innerlich unbeteiligter Zuschauer observiert das Subjekt das Reich des Sichtbaren, um dessen Gegenstände seiner technischen Verfügbarkeit zuzuführen — ungeachtet der inneren Hinfälligkeit dieser Gebrauchsobjektivierung. Die opportune Haltung der unidirektionalen Beschau vorliegender Dinge, die nach dieser visuellen Registrierung — sofern erwünscht — vom Beschauer vernutzt werden sollen, ist befriedigend einfach. Und sie ist eine mit billiger Münze zu erwerbende Weltaneignung.

Wie beunruhigend ist dagegen der unvermeidlich improvisierende Umgang mit der Vergänglichkeit des je aktuell sich Aussprechenden. Hier bedarf es der Geistesgegenwart! Eine im Ton erklungene Selbstkundgabe ist in ihrer situativ-kontextuellen Aktualität nicht vollständig rekonstruierbar — schon gar nicht in der inspirativen Sprache des geistigen Worts. Es bedarf zum wesenserfassenden Hören einer größeren Wachheit als sie im Anschauen von Vorliegendem obwaltet. Denn um der Wesensäußerung des Tönenden und Sprechenden gewahr zu werden, ist es erforderlich, sich innerlich anrühren zu lassen. Hören ist intimer als Sehen. Wir hören nur, was uns berührt, uns in Schwingung versetzt. Das Tönende und Sprechende muß an und in uns vibrieren, so daß wir *Mit*schwingende werden. Das Hören als Resonanzprozeß ist fundamental anderer Art als das Sehen.[10]

Doch seit langem schon fehlt in einer Erkenntnisverfassung, die einen kulturellen Hörsturz erlitten hat, nicht allein die Funktionstüchtigkeit des Hörorgans, sondern (weit schwerwiegender noch) das *Bewußtsein* dieses Funktionsversagens. Das Wissen um den Wert des Hörens ist verschüttet worden. Das heißt, unter

---

10 Selbstverständlich gibt es unterschiedliche Schärfe- oder Genauigkeitsstufen des Sehens. Aber auch das gründlichste Sehen (auf der Funktionsebene eines »Scannens«) *wird* der Welt fremd bleiben — sofern es keine ergänzende Vertiefung aus anderen Zugangsmöglichkeiten erfährt. Der Sehsinn kann, durchaus, eine andere Qualität in sich selbst entwickeln (d.h. eine mehr aktiv-dynamische und kommunikative Tingierung) sofern er eine künstlerische Entwicklungsüberformung durchläuft. Allein, auch diese Qualität ist anderer Art als diejenige des Hörens. Denn es ist so, daß »das Ohr eigentlich nicht in derselben Weise den Menschen mit der Außenwelt in Zusammenhang bringt wie zum Beispiel das Auge. Das Auge bringt den Menschen in Zusammenhang mit der Außenwelt für alle Formen des Sehbaren, auch für die künstlerischen Formen des Sehbaren. Das Auge kommt auch für den Maler in Betracht, nicht bloß für den die Natur Schauenden. Das Ohr kommt für den Musiker nur insofern in Betracht, als es in der Lage ist, zu erleben, ohne mit der Außenwelt in solcher Verbindung zu stehen wie zum Beispiel das Auge. [...] Denn es kommt nicht das Ohr als unmittelbares Sinnesorgan in Betracht, sondern nur als Vermittler nach innen, nicht als Verbinder mit der Außenwelt — [...]« (Steiner, Rudolf: »Das Wesen des Musikalischen und das Tonerlebnis im Menschen.« Acht Vorträge, zwei Fragenbeantwortungen und zwei Schlußworte, gehalten in Köln, Berlin, Leipzig, Dornach und Stuttgart in den Jahren 1906 und 1920 bis 1923. Darin: Vortrag vom 7. März 1923 in Stuttgart. GA 283, S. 122 f.)

27

den gegebenen Bedingungen und gewählten Prämissen wird die geistige Welt geräuschlos, stumm und taub bleiben. Daran kann sich nichts ändern, solange das Erkenntnismodel der Theorie (*theoria*) als ausreichendem Wirklichkeitszugang maßgeblich ist, d.h. das Generalkonzept der visuell-abbildenden Widerspiegelung von dinghaften Konstellationen, anstatt das Erkenntnisinventarium strukturell zu erweitern um das Phänomen der *Einwortung* — Inspiration.

Am offensichtlichsten sollte die Gefahr des okularen Erkenntnismodels dort werden, wo die darin praktizierte Vergegenständlichung auf den Menschen selbst übergeht — auf ihn, der als Gerufener ein Wesen des Wortes ist.

4. Cogito ergo ... ?

Wird die Welt vom akustischen Register ausgehend interpretiert, so wird das Subjekt zu einem Klangort. — Aber nicht zu irgendeinem beliebigen und beiläufigen. Denn das Subjekt stellt mit seinem Bewußtsein nicht nur einen allgemeinen Hohl- und Echoraum zur Verfügung für Dies und Das des Herantönenden aus einer umgebenden Klangwolke. Das Subjekt — als Koinzidenzfall von Horcher und Klangort in einem — leistet eine primordial-sonore *Selbstkonstitution* indem es sich selbst *als* Hervorbringendes urschöpferisch und erstanfänglich intoniert: »Ich höre, also bin ich.« Und zwar höre ich *mich* als selbstmächtiges Wortwesen, das anderen Wortwesen im Wortewechsel mit weltumspannender polyphoner Sprachbefugnis begegnet. *sonores sum.* Insofern ist Fichtes »Tathandlung« logologisch gedacht zugleich eine Tat*sprechung*: sprechend-hörende Selbstgenese. In diesem Sinne weist Sloterdijk ganz stimmig auf einen tauben Fleck hin, wenn die cartesianische Selbstvergewisserung rein im Medium der begrifflichen Schau des eigenen Denkens verweilen möchte. Denn was der Denkende nicht zwar über*sieht*, wohl aber (noch vorgängig dazu) über*hört*, ist der Umstand, »daß sein Zusichkommen von seinem Sichhören abhängt.«[11] Der sich selbst ins Auge fassende Denkblick ist eine mögliche Vollzugs- und Innewerdungsweise der ursprünglich-produktiven Selbstreflexion, die aber in ihrer absoluten Selbstsetzungsmacht doch unvollständig bliebe ohne das innerlichste *Sich*hören des Eigenwortes in der Selbstaussprechung — gewissermaßen (anthroposophisch gesagt) die Intuitionswürde der Inspiration.

---

11 Sloterdijk, Peter: »Wo sind wir, wenn wir Musik hören?« In: Sloterdijk, Peter: »Weltfremdheit«, Frankfurt am Main 1993, S. 311.

5. Inspirations-Charakteristik des Hörens

Zur evaluativen Bewertung einer leibfreien Wahrnehmung müssen die charakteristischen Grundstrukturen eines inspirierten Hörens, das als solches im Kern stets ein inneres, also geistiges, ist (ungeachtet der Frage, ob es sich nachfolgend in einer physischen Ausführung niederschlägt), angebbar und überprüfbar sein. Zu dieser erforderlichen Charakterisierung der Bewußtseinsaktivitäten gehört zunächst, daß der Wahrnehmende sich nicht mehr in der passiven Zuschauerposition befindet. Es handelt sich beim inspirativen Wahrnehmen (und nachfolgend Erkennen) um ein wesenhaftes Aufeinandertreffen. Was im Sehen und auch noch im Imaginieren wie ein »Sehstrahl« von außen auf das Wahrnehmungsobjekt fällt, tritt in der Inspirationswahrnehmung zurück, um einen gemeinsamen Seelenraum der verbindlichen Beziehungshaftigkeit sich öffnen zu lassen. Eine Innen-Atmosphäre baut sich auf, worin ein bewegter Austausch von fluidaler Seelensubstanz geschieht. Das bloße Zur-Kenntnis-nehmen von etwas wird verdichtet und überhöht zu einer Wesensdynamik. Hier beginnt der gesteigerte, ja der eigentliche, genuine *Begegnungs*charakter, das *Zwischen*wesentliche der beteiligten Akteure am Erkenntnisprozeß des Sprechens und Hörens.

Sei es im Einzelfall auch nur marginal, so ist doch grundsätzlich jeder inspirativen Wahrnehmung eine (unterschiedlich stark ausgeprägte) *dialogische* Beschaffenheit zu eigen. Das Wahrnehmungsobjekt ist zugleich ein Wahrnehmungssubjekt, das sich (a) *als* ein Wahrgenommenes erfährt, (b) solcherart auf mich als den *Co*-Initiator des Wahrnehmungsvorgangs rückbezogen ist und (c) in diesen Prozeß einstimmt.

Das hat, neben manchem anderen, zur Folge, daß die innere Erlebnisgröße beim inspirierten Hören eine ganz andere Dimension besitzt als beim bloßen Betrachten der Welt. Waren Klanggebilde, wenn man sie mit der rechten Empathie behorcht, auf niedrigerer Ebene schon kein bedeutungsloses Dahinscheppern, so erhalten sie auf der inspirativen Ebene des Innenklangs eine noch gehobenere Qualität: Klang und Ton gewinnen hier einen wohldifferenzierten *Aussage*status. Wie Steiner sagt: »Man beginnt zu ›hören‹, was im Innern der Dinge vorgeht. Die Welt beginnt der Seele gegenüber ihr Wesen wirklich selbst auszusprechen.«[12] Daraus resultiert eine enorme Steigerung der epistemologischen Hintergrundtiefe. Denn hier ist das Wahrnehmen nicht mehr nur spiegelnd-abbildlich, sondern *narrativ*. Im bilateralen Wahrnehmungspro-

---

12 Steiner, Rudolf: »Die Stufen der höheren Erkenntnis.« GA 12, S. 21.

zeß geschieht eine absichtsvoll freigegebene Selbst- und Wesenskundgabe des Wahrgenommenen. Durch den Wegfall der visuellen Distanz zugunsten der klanglichen Berührung bin ich als Wahrnehmender in ganz anderer Weise involviert als bei der reinen Beschau des Dargebotenen. Ein Konstatieren von ins Auge fallenden Eigenschaften ist der inneren Würdeausrichtung des inspirativen Geschehens nicht mehr angemessen und nicht realisierbar. Es gilt, sich *einzulassen* auf die herantönende Mitteilung. Wo zuvor auf strukturell niedrigerer Stufe ein Wahrnehmungs*objekt* gewesen ist, begegnet mir nun ein Wahrnehmungs*partner*, mit einer *narrativen* Absicht und Gestimmtheit. Die partnerschaftliche Inspirationsinstanz erzählt *von sich*. Dieses *Von-sich* ist das markanteste Kriterium der inspirierten Wahrnehmungsebene. Aus ihm begründet sich die herausgehobene Nobilität dieser Art von Wesensbegegnung.

Das narrative Moment[13] der Inspiration bedeutet eine nur innerlich vernehmbare sinnstiftende Selbst-Aussprechung von Eigenwesenhaftem. Es handelt sich allerdings um keine eingesagte, gleichsam soufflierte Autobiographie des Inspirators oder dessen

---

13 Die Bezeichnung »narrativ« verwende ich hier selbstverständlich nicht im soziologischen Sinne des »Narrativs« als einer identitätsstiftenden Story einer Gemeinschaft.

chronologischen Bericht, den wir vermöge des inneren Worts vernehmen. In der inspirativ-narrativen Selbstkundgabe kann zwar durchaus eine Herkunfts- oder Entwicklungsgeschichte der inspirierenden Wesenheit mitschwingen, aber doch im Modus konziser Prägnanz. Dem Inspirativen ist eine epische Extensität, gar Geschwätzigkeit völlig fremd.[14] Der inspirative Inhalt erscheint im Bewußtsein wie ein (man verzeihe die visuelle Metapher) präsentisches Aufblitzen, dem indessen sein Geschichtliches sehr wohl impliziert sein kann. Die Wesenheit, die sich per Inspiration mitteilt, offenbart dadurch klang- und wortartig etwas von ihren Entwicklungswegen, Erfahrungen, Widerfahrnissen, Lebenslinien, Einbindungen — und im intensivsten Fall etwas von ihrem Selbstverständnis und ihren Seins-Aufgaben. Es ist davon auszugehen, daß sich dies in verdichteter Weise, zu wenigen Worten (oder im Extremfall: einem einzigen Wort) komprimiert, ereignet. Der Vorgang der innerseelischen Wort-Einhauchung, obwohl von klanghaft-prozessualer Qualität, geschieht in einer gewissen Anmutung der Zeitlosigkeit.

Was zunächst widersprüchlich erscheinen mag, hängt zusammen mit einer gewissen Anschlußlosigkeit des Inspirationsgeschehens gegenüber der gewohnten

---

14 Beim sog. »Channeling« spricht die schiere Menge angeblich vermittelter
    Inhalte gegen den beanspruchten Inspirationsstatus und die Authentizität.

empirischen (auch empirisch-seelischen!) Zeit-Erfahrung. Das selbstgesetzte unvorhersehbar-freie Auftreten der Inspiration als solcher (und a fortiori ihrer Inhalte) ist nicht ableitbar aus dem unmittelbaren lebensweltlichen Zeitfluß. Es ist in keine vorhandene und als solche absehbare Kausalreihe eingebunden. Was die Inspiration schenkt, ist inhaltlich aus dem schon vorliegenden und verfügbaren Datenbestand nicht rekonstruierbar/prognostizierbar. Dies widerspräche eklatant dem freigiebigen Entschlußcharakter vonseiten der inspirierenden Wesenheit, wodurch diese Wahrnehmungs-/Erkenntnisart gekennzeichnet ist.

Analytisch betrachtet weisen Inspirationen eine antinomische Verfaßtheit auf: Als narrative Wortgebilde besitzen sie eine zeitliche Qualität; dennoch sind sie ihrem Auftreten nach ohne wirklichen extensiven Verlaufscharakter. Wie können beide Eigenarten zusammengedacht werden?

Alles Tönende — sei es akustisch-äußerlich oder seelisch-innerlich — ist ein Zeitwesenhaftes. Es besitzt eine individualtypische Zeitgestalt. Seine Existenz ist nicht punktuell. Sie ist ebensowenig statisch, also von unveränderlicher Dauer. Das Tönende (auch auf worthafte Weise) hat einen zeitlichen Verlauf: Es beginnt, entwickelt sich und verklingt. Das gilt bereits für einen *einzigen* Ton. Umso mehr hat es Gültigkeit für eine Tonfolge, beispielsweise musikalischer Natur. Das Tönende ist somit innerlich strukturiert; ist in eine Vielheit qualitativ unterschiedich besetzter bzw. erfüllter Zeitpunkte ausdifferenziert. Um diese komplexe Vielheit zu einer zusammengehörigen, geschlossenen Einheitsgestalt zu überformen, ist eine entsprechende synthetisierende Integrationsleistung des Bewußtseins erforderlich. Das Bewußtsein muß mit einem Ohr in die unmittelbare Vergangenheit gerichtet sein bzw. diese umfassen. Mit einer analeptischen Aufmerksamkeit muß das Bewußtsein die vorhergegangenen Noten/ Töne bewahren. Husserl nannte diese Aktivitätsform in seiner einschlägigen Untersuchung »*Retention*«.[15] Mit diesem Vermögen behält das Ich das Verklungene in seinem Bewußtseinsraum. Das retentive Vermögen ist kein Erinnern, weil dieses das Vergangene als Vor-Stellung aus einer abgelaufenen, zurückliegenden Abständigkeit gleichsam reaktiviert. Die Retention ist demgegenüber eine unmittelbarere Bewußtseinserstreckung.

Mit dem anderen Ohr ist das Bewußtsein in die nächste Zukunft hinein engagiert. Es erwartet eine Fortführung der aktuellen Impression im unmittelbaren Anschluß an die Gegenwart. Es antizipiert ein Noch-nicht-Seiendes, das als solches inhaltlich noch

---

15 Husserl, Edmund: »Texte zur Phänomenologie des inneren Zeitbewusstseins.« Hrsg. Rudolf Bernet. Hamburg 1985.

weitgehend unbestimmt und ungewiß ist. Es wird als ein Worauf-hin im Gesamt des Erlebnisflusses dunkel mitgewußt. Husserl bezeichnet diese vorwegnehmende Erwartungshaltung als »*Protention*«.[16]

Der nach greifbarem Verständnis suchende Verstand beäugt das Klanggeschehen nach fixierbaren Binnenstrukturen. Er findet dabei mit analytischer Kraft diskrete, wohlunterscheidbare Momente, die gegeneinander different sind. Dies liefert eine (wieder-)erkennbare Struktur und individualisiert das Klanggeschehen. Es bedarf aber auch einer Überbrückungsleistung, um das Zusamt der vielheitlich Differenten in *einen* durchgehenden Bewegungsfluß zu verknüpfen. Das Einheitsstiftende an diesem ist die Kraft des der Überschau fähigen, zeitmächtigen (und d. h. überzeitlichen) Bewußtseins.

Diese zusammenfassend-integrale Qualität, die im alltäglichen akustischen Hören zum Tragen kommt, ist beim inspirativen Hören nicht nur ins Extrem gesteigert; sie ist nachgerade *umgestülpt*. Wie dies zu verstehen ist, sollen die nachfolgenden Gedankengänge skizzieren.

Auch wenn Inspirationen keine größere nachweisbare oder gar meßbare zeitliche Erstreckung haben, sa-

---

16 Siehe Anhang I, S. 74.

gen sie etwas aus. Dabei können Aussageumfang und Aussagetiefe enorm sein. Aber das Inspirationsgeschehen sagt seine Inhalte auf besondere Weise aus. Eine Inspiration ist in gewisser Weise eine verdichtete, eine maximal komprimierte Erzählung. Das meint indessen mehr und anderes als eine bloße Reduktion des Mitgeteilten oder eine elliptische Erzählweise desselben. Eine Inspiration ist nicht mit einer Einschrumpfung zu verwechseln. Inspirationen sind nicht etwa im physischen Sinne einer Zusammenrückung des Gegebenen ›verdichtet‹. Sie gehen noch über jedmögliche Verdichtung hinaus — durch den Nullpunkt, die Negation, und kommen von ›jenseits‹ des Nichts unangekündigt wieder zurück. Inspirationen sind ein Singularitätsphänomen, bei dem die Inhaltsverdichtung des Inspirators aus dem Zustand der höchsten Dichte in die purste Leere umschlägt, um beim Empfänger der Inspirationsgabe wie ein plötzlicher, unvorhersehbarer Rückschlag aus dem Nichts ins Bewußtsein einzudringen. Beim unwahrnehmbaren Anbahnungsprozeß einer Inspiration wird infinitesimal immer mehr Sinn in immer weniger Wortung komprimiert. Bis schließlich ganze Weltschöpfungszyklen in EIN Wort gebannt sein können. Im Durchgang durch das Nichts wird die inspirative Sinnfülle (grch. Pleroma) zur Jetzt-Hier-Einwortung komprimiert. Dies geschieht auf eine Art, die nicht nur verlustfrei ist, sondern eine innere Anreicherung, Substantialisierung bedeutet. Insofern ist jede Inspiration — auch die zarteste — mit einem Ausrufezeichen versehen.[17]

Im übrigen ist für die Charakteristik des Inspirativen festzuhalten, daß auch hier gilt: Wahrnehmen ist noch kein Erkennen. Erkennen findet grundsätzlich nur genau dann statt, wenn Wahrnehmungsinhalte mit adäquaten Begriffen hinterlegt und diese in wohlbegründeten Urteilen verbunden werden. Ens iudicio rationali cognoscitur.

Auch bei der Inspiration ist die wahrnehmliche Impression des ›inneren Hörens‹ — zunächst und rein als solche — noch unbegriffener Natur. Auch hier muß sich das Verständnis des Wahrgenommenen erst als ein Hinzukommendes einstellen, wenngleich dies in glücklichen Fällen mehr oder weniger instantan geschehen mag. Grundsätzlich rücken Wahrnehmung und Erkenntnis in der Inspiration näher zusammen als in untergeordneten Erkenntnisweisen. Dies liegt daran, daß bei der Inspiration in sensu stricto der Sprach-/ Wortsinn, wie Steiner ihn beschrieben hat, als zusätzliche Instanz involviert ist.[18] Wer inspirativ ein ›inneres Wort‹ vernimmt, bekommt damit zugleich einen

---

17 Siehe Anhang 2, S. 75.
18 Siehe Anhang 3, S. 76.

korrespondierenden Sinn angetragen. Die Inspiration als quasi-hörendes Wahrnehmungsgeschehen besitzt gewissermaßen aus sich heraus eine hohe Affinität zur Erkenntnis, doch ohne automatenhaft (d. h. ohne bewußte Erkenntnisanstrengung) abzulaufen. Der hohe Affinitätsgrad zwischen inspirativer Wahrnehmung und nachfolgender Erkenntnis kann insofern nicht dazu aufrufen, über etwaige Wahrnehmungen ein gegebenenfalls sich assoziativ einstellendes Begriffskonvetti darüber zu werfen. Der stets gnadenvolle Erhalt von Inspirationen dispensiert nicht von sorgsamer, gewissenhafter Erkenntnisarbeit.

Um die Stufe inspirativer Wahrnehmung/Erkenntnis formal gegenüber anderen Wahrnehmungs-/Erkenntnisstufen bzw. deren Deklinationsformen[19] abzugrenzen[20], müssen reflexive Dominanzunterscheidungen in den Qualitätsarten der jeweiligen Wesensanmutungen vorgenommen werden: Welcher Anteil überwiegt? Was ist primär und signifikant bestimmend? Was ist von nachgeordneter Bedeutung?

---

19 Siehe Abschnitt 6, S. 43.
20 Was nota bene nicht nur von akademischem Interesse ist, sondern maßgeblich zur Qualitätssicherung, Vertiefung und Fortführung der übersinnlichen Erkenntnisprozesse beiträgt.

6. Synästhetische Effekte als Grenzphänomene

Wie bereits gezeigt, ist die Unterscheidung zwischen den Ordnungen des Sehens und Hörens eine distinkte. Das gilt auch für deren übersinnliche Pendants des Imaginativen und Inspirativen (welche, hintergründig zumindest, als der innerste substantielle Sinn-Kern auch in sinnlichen Wahrnehmungen anwesend sein können[21]). Allein, ist Licht auch hörbar? Die hohen Meister der Sprache und der Musik stellten es so dar. So läßt Goethe zu Beginn von »Faust II« Ariel anläßlich des Sonnenaufgangs ausrufen:

»Welch Getöse bringt das Licht!«[22]

Etwas Vergleichbares begegnet uns in Richard Wagners »Tristan und Isolde« in der zweiten Szene des dritten Aufzugs. Der in den Armen der Geliebten verblutende Tristan ruft im Todesaugenblick:

»Wie, hör ich das Licht?«

---

21 Oder gar: müssen? Der sinnlich-physiologische Wahrnehmungsprozeß wäre dann als konsekutiver ›Rückstand‹ eines der drei höheren Erkenntnismodi zu interpretieren.

22 Goethe, Johann Wolfgang von: »Faust.« Der Tragödie zweiter Teil. Erster Akt. Vers 4671. In: Werke. Jubiläumsausgabe, Bd. III, S. 169, Frankfurt am Main · Leipzig 1998.

In solchen Ausnahmesituationen verleiht eine unerwartet auftretende Okkurrenz aus dem Reich des Tönenden der stillen, beschaulich-verweilenden Qualität des Gesichtseindrucks einen durchgreifenden Klangschub. Imaginatives Bildsehen wird mit der bildlosen Innen-Vibration eines Hör-Eindrucks überformt. Wobei der Begriff »Form«, obwohl visueller Provenienz, nicht unpassend gewählt ist für die Bezeichnung der ingressiv-wuchtigen Attacke, welche die Ordnung des Klanglichen gegen die Sehwahrnehmung des Lichtes führt. Denn das Klangliche eliminiert die klar umrissene Form nicht; es »trägt die Form fort«, wie Nancy ausführt[23], d.h. »es weitet und erweitert sie vielmehr, gibt ihr einen Umfang, eine Dichte und eine Schwingung oder eine Welle, der sich die Zeichnung immer nur annähert.«

Mag die visuelle Impression optisch-physikalischen Ursprungs sein oder als belebtes Innenbild einem Imaginationsgeschehen entstiegen sein, die damit verbundene Audition, wenn sie sich denn einstellt, wird stets inspirativer Art sein (sofern keine pathologischen Gehörwahrnehmungen auftreten). Die visuelle Impression wird inspirativ geadelt und erhöht. Es können sich auf der Innenseite der Wahrnehmung gleichsam über-

---

23 Nancy, Jean-Luc: »Zum Gehör.« Zürich · Berlin 2014, S. 10.

sinnlich-synästhetische Übergänglichkeitsformen zwischen Visuellem und Auditiven ereignen.

Bei dem Triple der anthroposophisch fundierten höheren Erkenntnisarten Imagination, Inspiration und Intuition verhält es sich generell so, daß in einem praktischen Anwendungsfall innerhalb einer bestimmten Erkenntnisart die jeweils beiden anderen Qualitäten mehr oder weniger thematisch mitschwingen können. Das heißt zum Beispiel, daß in einer Inspiration möglicherweise auch ein imaginativer und intuitiver Aspekt identifizierbar sind. Die drei höheren Erkenntnismodi können prinzipiell aneinander durchdekliniert werden, was zu einer ›Brechung‹ der jeweiligen Reinform führt. Ein strukturelles Durchlässigkeitsphänomen, welches das übersinnliche Wahrnehmen schon seiner formalen Struktur nach beachtenswert variabel macht. Im Einzelfall muß das reflexiv-methodische Bewußtsein darauf gelenkt werden, ob es sich — wiederum exemplarisch formuliert — um eine Diffraktion der Inspirationsqualität im Wesensareal der Imaginationsqualität handelt — oder etwa umgekehrt. Welcher Erkenntnismodus überwiegt?

7. Zur Genese des Seh- und Hörsinns

Hinsichtlich der *kosmologischen* Genese des Hörsinnes ist von Steiner eine höchste bemerkenswerte Aussage zu verzeichnen. Er sagt, daß die Herkunft dieses Sinnes noch *vor dem Schöpfungsursprung* veranschlagt werden müsse. Denn bereits im sog. Saturnzustand als dem ersten geistig erkennbaren kosmologischen Auftreten des jetzigen Erdplaneten sei das Gehör bei dem übersinnlichen Menschenvorfahr ausgebildet gewesen. Steiner führt aus:

> »Auf der ersten Stufe [der planetarischen Entwicklung] ist er [sc. der physische Leib] soweit gekommen, daß er die Ohren ihrer Anlage nach vollständig ausbildete. Sie waren sogar eigentlich schon vorgebildet, als der Mensch aus ganz anderen Welten zum Saturn herüberkam. Mit der Anlage zum Hören ist der Mensch schon in diese Evolutionskette eingetreten.«[24]

---

24 Steiner, Rudolf: »Ursprungsimpulse der Geisteswissenschaft · Christliche Esoterik im Lichte neuer Geist-Erkenntnis«. Darin: »Die Beziehung der menschlichen Sinne zur Außenwelt«, Vortrag vom 19. Oktober 1906 in Berlin. GA 96, S. 126.

Steiner charakterisiert die damalige menschliche Organisation so, daß im Grunde der ganze Mensch »Ohr« gewesen ist: Pures, wenngleich unbewußtes kosmisches Lauschen. Oder anders gesagt, war der Mensch das kosmische Gehör der Welt selbst.

> »Jener uralte Gehörsinn, mit dem der Mensch in die planetarische Entwickelung eingetreten ist, war ein ganz eigentümlicher Gehörsinn. Man könnte ihn am besten charakterisieren, wenn man sagen würde: Dieser physische Menschenleib war im Grunde genommen nur ein großes Ohr. Ganz Ohr war damals der Mensch, als er seine planetarische Entwickelung begann. Der Mensch unterschied sich als physischer Leib kaum von seiner übrigen Umgebung. Er tönte, und es tönte alles mit. In seinem ganzen Leibe vernahm er, was als die Töne der Welt draußen lebte. Wie eine Saite mitschwingt, wenn eine andere angeschlagen wird, so war für jeden Ton, der in der Welt erklang, eine verwandte Schwingung im menschlichen physischen Leib. Es klang alles mit.«[25]

25 l.c.

Der Mensch als eigenregungsfreies Resonanzphänomen des Kosmos: pure Mitschwingung.

Wenn gemäß des Johannes-Evangeliums die Welt-schöpfung durch das Aussprechen des *Wortes* bewirkt wurde, ist es kohärent, daß am Schöpfungsursprung auch bereits ein korrespondierendes rezeptives Vermögen hervorgebracht wurde. Andersfalls wäre das Schöpfungswort in seiner evolutionären Potenz sinnverloren ausgesprochen worden.

Im übrigen weist Steiner an gleicher Stelle darauf hin, daß Seh- und Hörsinn in spirituell-kosmologischer Hinsicht völlig ungleichen Alters sind. Der Hörsinn ist der ältere, gereiftere; der Sehsinn ist erst zu einem deutlich späteren Evolutionszeitpunkt eingegliedert worden.[26]

---

26 »Denken Sie einmal, man würde einen alten Tisch und einen neuen Tisch nebeneinanderstellen und man würde die beiden Tische ganz trivial beschreiben. […] Die Beschreibungen können ganz richtig sein, und dennoch — worauf es ankommt, darauf geht man in dieser Beschreibung nicht einmal ein: nämlich daß der eine ein alter und der andere ein neuer Tisch ist. So können Sie auch die Augen und die Ohren beschreiben. Sie können schildern, wie sie heute ausschauen. Sie können die äußere Ohrmuschel beschreiben, den Gehörgang bis zum Hörnerven und so fort. In derselben Weise können Sie das menschliche Auge beschreiben. Es wird sich beides sehr schön ausnehmen, und es könnte so erscheinen, als ob diese Beschreibungen gleichwertig wären. Sie sind es im höchsten okkulten Sinne nicht. Sie sind aus dem Grunde nicht gleichwertig, weil diese zwei Organe — Augen und Ohren — ganz verschiedene Entstehungszeiten haben.« (o.c., S. 125)

Hinsichtlich der *ontogenetischen* Entwicklungsdynamik des Hörsinnes ist festzustellen, daß die Embryologie außerordentlich aussagekräftige Prozesse beschreibt.

Die Bildung des Ohrs beginnt, indem während der Embryonalzeit eine tiefe Einkerbung im Kiemenspaltenbereich entsteht. Daraus entwickelt sich ein mit Flüssigkeit gefülltes Bläschen, das in den Strukturen des Kiemenbogens (*Arcus brachiales*) tiefer wandert, um im weiteren Verlauf den Schneckengang (*Ductus cochlearis*), die Bogengänge (*Canalis semicircularis*) und andere Organe des Innenohrs (*Labyrinth*) auszubilden. Dieser sich ausdifferenzierende Einschluß lokalisiert sich schließlich im Felsenbein (*Pars petrosa*), dem härtesten Knochen des Säugetier- und Menschenschädels. Das heißt, bei der Anlage des Ohrs wird in einem sehr frühen embryologischen Stadium die räumliche Außenseite der beteiligten Areale und Strukturen zur Innenseite umgewandelt. Aus dem Kiemenspaltenbereich, von wo die Vorgänge ihren Ausgang nehmen, entstehen auch die Öffnungen des Atmungssystems und des Magen-Darm-Traktes bzw. der Eßmechanismus. Die Gehörknöchelchen (*Ossicula audit*) im Mittelohr formieren sich durch eine Metamorphose aus einem zurückweichenden Stückchen des Kiefers. Der Duktus dieser Prozesse ist von der Qualität, daß sich die für das Hören maßgeblichen Strukturen in einem

Akt anatomischer Verinnerlichung aus dem Bereich der vitalen Selbsterhaltung ins Verborgene zurückziehen. Diese Qualität wird unterstrichen durch die folgenden beiden Aspekte:

Die Gehörknöchelchen entstammen ontogenetisch einer Region, die dem triebhaft-vitalen Selbsterhalt zuzuordnen ist. Das ausgereifte Unterkiefer ist mit extrem starken Muskeln versehen, mittels derer es sich beim Sprechen und Kauen bewegt. Es wohnt ihm die teleologische Anlage zur kraftvollen Bewegung inne. Im Gedankenexperiment kann die Vorstellung erzeugt werden, wie sich die Kieferbewegung verlangsamt, wie sie allmählich ausgebremst wird. Der Bewegungsimpuls kommt schließlich zum Erliegen, wird still. ... Schreitet aber noch weiter, gleichsam ins Negative. Der Impuls, die Bewegungsabsicht geht durch den Nullpunkt und wird ruhender als ruhend, stiller als still. Aus der aktiven Eigenbeweglichkeit schwingt sich der Bewegungsimpuls durch den Stillstand hinübergehend ins passive Sich-bewegen-*Lassen* bzw. Bewegt*werden*. Genau diese Umwandlung des Bewegungsimpulses ist der Fall bei der Herausbildung der Gehörknöchelchen aus dem keimhaften Kieferbereich.

Signifikant ist weiterhin ein Phänomen, das mit dem Knochenmark zusammenhängt. Im Knochenmark manifestiert sich ein Lebensprinzip des Organismus insofern es für die Hämatopoese verantwortlich ist. Die Embryologie zeigt nun das Erstaunliche, daß zu einem bestimmten Entwicklungszeitpunkt das Mark aus den Gehörknöchelchen zurückgedrängt wird. Dieser Prozeß hinterläßt unbelebte Hohlräume. Die Elimination des Knochenmarks ist beachtenswert, denn es wäre nicht minder ›einleuchtend‹, wenn die Hohlraumbildung sofort einsetzen würde, ohne die Knochenmarkbildung erst zuzulassen, um sie nachträglich zu unterbinden. Dieser explizite biologische Negationsprozeß spiegelt einen geistigen Negationsprozeß wider.

In beiden Phänomenen zeigt sich ein ausdrucksstarker Gestus des Zurückdrängens der Vitalität, der Eigenaktivität, um für Anderes empfänglich und ergreifbar zu werden. Diese besondere Art der erwartungsstillen, ruhigen Empfänglichkeit ist die Qualität des Hörens.

Kontrastierend kann der embryonalen Entwicklung des Gehörorgans diejenige der Augen gegenübergestellt werden. Bei der Ausbildung des Hörorgans ist der physiologische Verinnerlichungsprozeß entgegengesetzt dem Veräußerlichungsprozeß der ontogenetischen Augenausbildung, wobei das Gehirn sich nach vorne ›ausstülpt‹. Die für das Gehirn veranlagte Unbeweglichkeit wird dabei zugunsten der Beweglichkeit der Augen überwunden. Bei der Entwicklungseinleitung des Augenfeldes herrscht (gegenteilig zu derjenigen des Ohrs) eine *expansive* Geste (die freilich als Antwort auf einen von außen erfolgenden, einwärts wirkenden Impuls verstanden werden kann[27]). Den Anstoß gibt eine Ausstülpung des Gehirns, bevor es zur sog. Becherbildung kommt. Dann erst stülpt sich die Haut einwärts auf das Becherchen zu, was zur Abschnürung der Linse führt. Die Augen zeigen somit schon im frühen Embryonalstadium eine dynamisch-ausgreifende Qualität.

---

27 »Das Auge bildet sich ursprünglich von außen her. In der Haut des Wesens, das ein Auge bekommt, entsteht zunächst eine kleine Einsenkung.« (Steiner, Rudolf: »Ursprungsimpulse der Geisteswissenschaft · Christliche Esoterik im Lichte neuer Geist-Erkenntnis«. Darin: »Die Beziehung der menschlichen Sinne zur Außenwelt«, Vortrag vom 19. Oktober 1906 in Berlin. GA 96, S. 133.)

8. Weltinnenraum

Der »Weltinnenraum«[28] in seiner durchgehenden ontologischen Harmonik wird offenbar im keuschen Auf-
horchen des Gehörs. Im Gehör erklingt die individuelle
Stimme der Ding- und Wesenheiten — und damit deren
Seele. Dies gilt schon auf der Ebene des scheinbar Un-
belebten: Jedes (kompakte) Material, wie beispielsweise
Metall, Stein, Glas oder unterschiedliche Holzarten, hat
seinen besonderen, charakteristischen Klang, anhand
dessen wir es identifizieren können. Ebenso offenbaren
solide oder hohle Körper ihre typische Beschaffenheit.
Bereits daraus wird erkenntlich, daß das echte, tiefe Hören uns jenseits der ›Oberfläche‹ des Hörbaren hinein
in dessen geistigen Wesensanteil führt. Was geschieht
dabei im Unterschied zum nüchternen Ansehen?

Der Gesichtssinn ist angelegt auf ein ostentatives
Zur-Schau-Stellen der äußeren Wirklichkeit. Das Licht
verbreitet sich aufgrund seiner lebensweltlich nicht
mehr als solcher wahrnehmbaren Geschwindigkeit
›augenblicklich‹. Auch in der langsam stattfindenden
Dämmerung geriert sich das Hellwerden, das Ankünf-
tigwerden des Lichts anders als das Anwachsen und
Abfluten des Tönenden. Das Licht ist, jedenfalls im

---

28 Rilke, Rainer Maria: »Die Gedichte.« · »Gedichte 1906 bis 1926« · »Es
winkt zu Fühlung«, Frankfurt am Main 2003, S. 879.

faktischen Maße seiner Intensität, gleichsam ›schon immer da‹. Dies bildet den präsentischen Charakter des Visuellen, der sich von dem spezifischen Charakter des Kommens und Gehens im Klanglichen markant unterscheidet. Damit hängt eng zusammen, daß das Sichtbare *simultan* im Sehfeld vorhanden ist, anders als die Wahrnehmung des Tönenden im Zeitverlauf. Und das Auge hierarchisiert instantan die Fülle der Gesichtseindrücke über die räumlichen Ortsbeziehungen der gesehenen Gegenstände zueinander, namentlich durch die Bestimmungen der Größe und Entfernung.[29] Das heißt, in der sichtbaren Gegenstandswelt ist das Objekt des Gesichtseindrucks grundsätzlich *metrisch* lokalisierbar bzw. *als* Gesehenes schon zumindest grob lokalisiert im Verhältnis zu den *mit*gesehenen Dingen.[30] Das Sehen besitzt einen ausgesprochenen Tableau-Charakter, der die versammelte Gleichzeitigkeit und Gesamtheit der Dinge in unverhüllter Exponiertheit präsentiert.

Ist der Sehsinn somit eindeutig dem Raum als der

---

29 Das dafür erforderliche perspektivische Sehen geschieht nicht ausschließlich durch das sinnliche Geseh als solches, sondern es vollzieht sich auf synthetische Weise durch die darin inhärent waltenden, für das natürliche Bewußtsein unterhalb der selbstreflexiven Wahrnehmungsgrenze erfolgenden *kategorialen* Bestimmungsakte der Gegenstandskonstitution.

30 Mit Ausnahmefällen selbstverständlich, wie beispielsweise beim Blau des Himmels in ›unendlicher Ferne‹, welche nach Goethes Farbenlehre auch konstitutiv für deren Entstehen ist.

Domäne seiner Wirksamkeit zugeordnet, so ist beim Hörsinn eine Emanzipation gegenüber dem Räumlichen festzustellen. Allerdings geht dieses Emanzipationsgebahren nicht monolithisch fugenlos vonstatten. Sofern man die Untersuchung nicht übergangslos auf rein übersinnliche Inspirationen richtet, hat der für das Ohr erklingende Ton eine physische Grundlage. Und doch gilt: Ton ist Verinnerlichung, wie Hegel klar herausstellt. Er ist somit ein Seelenwesenhaftes.

> »Das Ohr dagegen vernimmt, ohne sich selber praktisch gegen die Objekte hinauszuwenden, das Resultat jenes inneren Erzitterns des Körpers, durch welches nicht mehr die ruhig materielle Gestalt, sondern die erste ideellere Seelenhaftigkeit zum Vorschein kommt.«[31]

Indessen bleibt die Frage, wie sich das Seelenhafte des Tons in logischer Hinsicht zu jener materiellen Grundlage verhält, die seinem Erklingen auf der physisch-physiologischen Ebene vorausliegt. Hierzu äußert sich Hegel folgendermaßen:

---

31 Hegel, G.W.F.: »Vorlesungen über die Ästhetik (1835 – 1838)«, III. Das System der einzelnen Künste, III. Die romantischen Künste, I. Die Musik. Frankfurt 1986, S. 134. (= Werke Bd. 15)

»Da nun ferner die Negativität, in die das schwingende Material hier eingeht, einerseits ein Aufheben des räumlichen Zustandes ist, das selbst wieder durch die Reaktion des Körpers aufgehoben wird, so ist die Äußerung dieser zwiefachen Negation, der Ton, eine Äußerlichkeit, welche sich in ihrem Entstehen durch ihr Dasein selbst wieder vernichtet und an sich selbst verschwindet. Durch diese gedoppelte Negation der Äußerlichkeit, welche im Prinzipe des Tons liegt, entspricht derselbe der inneren Subjektivität, indem das Klingen, das an und für sich schon etwas Ideelleres ist als die für sich real bestehende Körperlichkeit, auch diese ideellere Existenz aufgibt und dadurch eine dem Innerlichen gemäße Äußerungsweise wird.«[32]

Was ist von Hegel hiermit ausgesagt? Seine Überlegungen können nachvollzogen werden anhand der hermeneutischen Leitfrage: ›*Wo* ist der Ton, wenn er erklingt?‹ — Die Tonquelle als materielle Gegebenheit ist räumlich eindeutig lokalisierbar. Der imponderable Ton *als*

---

32 l.c.

Schwingung (d.h. als Zustand *an* einem Medium, aber doch für sich selbst immaterieller Natur) ist hingegen nicht mehr auf einen fest umrissenen Raumpunkt einzugrenzen. Allerdings, die akustische Wahrnehmung ist räumlich wiederum lokalisierbar (jedenfalls über die physiologisch zugrundeliegende conditio sine qua non) insofern der Ton das enge ›Tor‹ des Gehörorgans passieren muß. Gleichwohl kann vom Ton seiner inneren Qualität nach de facto weder gesagt werden, daß er ›innen‹, noch daß er ›außen‹ sei. Ungeachtet der Gerichtetheit seiner räumlich-materiellen Herkunft ist der Ton qua seiner Klanglichkeit weder ›hier‹ noch ›dort‹; — er *ist*. Er *ist* als das Übergreifende. Dieses Autoritative seines Auftretens »negiert« (Hegelsch gesprochen) die Räumlichkeit und Materialität seiner physikalischen Herkunft. Sein Proprium ist nicht die Trivialität, daß er von ›hier‹ oder ›dort‹ kommt, sondern die *Zeitlichkeit*: Was ihn ausmacht, sind die fließende Bewegtheit, Wandelbarkeit, Geschmeidigkeit, Übergänglichkeit und Vergänglichkeit des Astralreichs. Im hörbaren Ton manifestiert sich die unablässige Transition eines ambitionierten Erscheinens und Abtretens; ein durchgehender Fluß, ein Werde- und Entwerdungsfluß in einem. Allein, auch das ist eine Weise, eine potenzierte zumal, des Negierens, genauer: des Selbstnegierens. Es gehört wesensnotwendig zum Ton, daß er aus seinem Beginn heraus ins Nicht-mehr-Sein verklingt.

Es werden nicht nur auf der physischen Ebene die mechanischen Bestandteile des Innenohrs in Schwingung versetzt. Wir werden es auch und vor allem seelisch: Der Ton bewirkt ein inneres Anfassen, Ergreifen, Erzittern, Vibrieren, Erbeben. Der Ton *geht uns an*, er attackiert uns. Und der ›Impact‹, den er dabei erzielt, kann ein ungeheurer sein. Der Ton kann, unabhängig von der Lautstärke, die Seele bis ins Mark erschüttern. Er bleibt uns nicht äußerlich, er ist keine ›*gegenüber*stehende‹ Gegebenheit, zu der man sich unbeteiligt verhalten könnte.[33] Der Ton durchdringt den Hörenden.

---

33 Zur Charakterisierung des Qualitätsunterschiedes zwischen visuellen und auditiven (insbesondere musikalischen) Eindrücken könnte auch das bipolare Begriffspaar dionysisch-apollinisch herangezogen werden, wie es Nietzsche — wenn auch in der für ihn typischen Eigenwilligkeit — in seinem Erstlingswerk »Die Geburt der Tragödie aus dem Geiste der Musik« herausgearbeitet hat: »An ihre beiden Kunstgottheiten, Apollo und Dionysus, knüpft sich unsere Erkenntniss, dass in der griechischen Welt ein ungeheurer Gegensatz, nach Ursprung und Zielen, zwischen der Kunst des Bildners, der apollinischen, und der unbildlichen Kunst der Musik, als der des Dionysus, besteht.« (Nietzsche, Friedrich: »Werke in drei Bänden.« Bd. 1, Hrsg.: Schlechta, Karl, München 1954, S. 21.) Dabei ist apollinische Bewußtseinshaltung mit ihrer Ausrichtung auf Nüchternheit, Klarsichtigkeit, Form und Ordnung dem distanziert-observierenden Sehsinn zuzuordnen. Die begeisterte Ergriffenheit bis hin zu rauschartiger Innerlichkeit und irrationalen Elementen des Dionysischen korrespondiert der Wahrnehmungsart des Gehörs. Geistesgeschichtlich muß freilich beachtet werden, daß es für das Begriffspaar schon eine lange Rezeptionsgeschichte vor Nietzsche gegeben hat. So hat Friedrich Schlegel bereits 1795/96 in seinem Aufsatz

Er ist kein obiectum, nichts dem Bewußtsein Exteriorisiertes. Der Ton übt auf das wahrnehmende Bewußtsein eine Pulsion aus, die vorübergehend unsere Eigenbefindlichkeit durchgreifend modifiziert. Insofern kann gesagt werden, daß die Tonwahrnehmung einen *methexischen*[34] Charakter besitzt.

In Verbindung damit abermals gefragt: *Wo* ist der Ton? Oder präziser gefragt: *Wo* ist seine Wirksphäre? — Tönendes ist durchaus spatial; es besitzt (in unterschiedlichen Ausprägungsgraden) Raum-Charakter. Aber es

---

»Über das Studium der Griechischen Poesie« sich zu den unterschiedlichen Qualitäten des Apollinischen und Dionysischen geäußert. (Behler, Ernst u.a. (Hrsg.): Bd. 1, Paderborn 1988, S. 107) Auch die weitreichenden Gedankengänge in Schellings posthum veröffentlichten Vorlesungen zur »Philosophie der Offenbarung« (Bd. II, Darmstadt 1966) sind zu berücksichtigen. Kein Geringerer als Hölderlin war es schließlich, der in seinem dichterischen Werk darum gerungen hat, beide Sinn- und Seelenausrichtungen aus künstlerischer Kraft zu verbinden. Schon ein einziger Satz wie dieser indiziert Hölderlins synthetisches Streben: »Ihr holden Schwäne und trunken von Küssen tunkt ihr das Haupt ins heilig-nüchterne Wasser.« (Stuttgarter Ausgabe, hrsg. von Friedrich Beißner (StA), Bd. 2, S. 117.) — Es ist indessen gründlich zu besinnen, ob die Unterscheidung apollinisch – dionysisch als solche nicht zu kurzatmig ist. In der Mythologie gelten Apoll und Dionysios als Halbbrüder; sie stammen beide von Zeus ab. Wo wäre in unserem Zusammenhang das Zeus-Prinzip zu suchen? — In der griechischen Geisteswelt gab es ein Drittes, die orphische Strömung. So wie im Mythos Orpheus mit der Leier ordnend in die Welt der Furien hinabsteigt, so kann das Bewußtsein auch in die Tiefen des Leibes und der Sinne steigen, um Rohes, Ungestümes zu besänftigen und Gegensätzliches zu harmonisieren.

34 Griechisch: ›metéchein‹ = Anteil haben, teilnehmen, wörtlich: mit-haben.

handelt sich, wohl besehen, um einen Seelenraum, wo es sich wesensgemäß entfaltet.[35] Der Hallraum, wo der Klang zur Geltung und Wirkung kommt, liegt vorzugsweise im Astralleib. Dort entfaltet sich ein bewegtes Geschehen, das in unendlichen Modifikationen zu immer neuen, sich umwandelnden Abschnürungen, Ein- und Ausbuchtungen, m.e.W.: endlosen, pulsierenden *Formenbildungen* führt. In einer grenzenlosen Möglichkeitsfülle plastischer Ausdifferenzierungen graben die erklingenden Töne in uns und um uns herum fortwährend neue Höhlungen. Der Homo audiens wird durch diese bewegte Flut an konvexen, konkaven, kontraktiven, expansiven, spiraligen Innenraumbildungen selbst zur lebendigen Klanghöhle. Der hörende Mensch *ist* resonant: mitklingend-raumbildend.

Entscheidend ist, daß nicht nur eine Schwingungsübertragung von Schallwellen stattfindet. Hier liegt der Unterschied zwischen einem bloßen Vernehmen als einem rein akustischen Prozeß ohne explizite Bewußtseinsleistung und einem intentionalen Hören, Lauschen, das sich auf den zwei übergeordneten Wirklichkeitsstufen einer seelischen Ebene und einer Sinnebene abspielt. Das echte *Zu*hören, *Hinein*hören erfordert immer, zunächst Abstand von uns selbst zu nehmen

---

35 In ganz herausragender Weise können diese plastischen Klanggebilde bei Anton Bruckner erlebt werden. Siehe hierzu die Coda, Seite 69 ff.

und aufzugehen in etwas anderem. Ein Freiwerden *von* sich selbst *zu* einem Gegenüber. Es bedarf dazu einer enormen Empathie, einer selbstlosen Hinwendungskraft, wie sie, in letzter Tiefe, der Mensch der gegenwärtigen Evolutionsstufe aus eigener Kraft nur defizitär vollbringen kann. Denn ein solches rechtes Hineinhören in das tönende, sprechende Wesensgegenüber ist ein engelhafter Prozeß, wie Steiner ausführt: Würde bei der geistigen Befähigung zum Hören »nicht etwas, das der Mensch selber nicht hat, in den Menschen eintreten, so könnte kein Hörsinn zustande kommen. Der Mensch muß deshalb durchsetzt werden von Wesenheiten, die ihre eigene Substanz ihm zur Verfügung stellen. Daher ist der menschliche Organismus durchzogen von Wesenheiten, die ihn wie einen Schwamm durchdringen. Es sind dies die Wesen, welche wir Angeloi nennen, [...]. Sie schicken ihre Astralsubstanz in uns Menschen hinein als eine fremde Astralsubstanz, welche sich der Mensch aneignet und in sich wirken und ausströmen läßt. Sie strömt durch die Ohren dem entgegen, was uns durch den Ton zugetragen wird. Gleichsam auf den Flügeln dieser Wesenheiten schreiten wir in jenes Innere hinein, das wir als die Seele der Dinge erkennen lernen.«[36] Was den seelischen und logologischen In-

---

36 Steiner, Rudolf: »Anthroposophie · Psychosophie· Pneumatosophie.« Zwölf Vorträge, gehalten in Berlin vom 23. bis 27. Oktober 1909,

nenaspekt menschlichen Hörens als solchen überhaupt erst ermöglicht, adelt und mit echtem, nachhaltigem Begegnungssinn erfüllt, bedarf einer Unterstützung durch die subsidiäre Bewußtseinsform der Engelwesen. Getragen durch die zartfühlende Hilfestellung aus dem Reich der Engel evoziert die herzinnige Einschweigung zuletzt »die ununterbrochene Nachricht, die aus Stille sich bildet.«[37]

1. bis 4. November 1910 und 12. bis 16. Dezember 1911. Darin: Zweiter Vortrag vom 25. Oktober 1909. GA 115, S. 45 f.

37   So Rilke in der ersten der Duineser Elegien. Rilke, Rainer Maria: »Die Gedichte.« Frankfurt am Main 2003, S. 631.

9. Herz-Gehör

Hören erfordert einen Resonanzraum. Dieser liegt, letztinstanzlich, nicht im Ohr. Er liegt im Herzen. Erst im Herz-Chakra findet der Hörvorgang mit seinen intentional-willentlichen und physiologischen Grundlagen seinen sinngestalteten Abschluß. Welcher funktional ein *Auf*schluß ist.

Bereits auf der Ebene der Akustik ist der Ton als solcher kein Ding, sondern Schwingung, Erregung. *Aufgrund* dieser Differenz von Gegenstand und Zustand können dem Schwingungsträger im freien Gestaltungsakt Bedeutung und Sinn aufmoduliert werden, welche indessen nicht aus ihm selbst als materieller Ausdrucksgrundlage herstammen.[38]

---

38 Zwar ist auf der physischen Ebene selbstverständlich festzustellen: »Mit dem Gehörorgan hört der Mensch die bewegte Luft; das ist dasjenige, worin der Ton liegt.« (GA 96, S. 134) Keine Schwingung ohne schwingendes Medium. Und »die Töne, mit denen wir gewöhnlich rechnen, die haben ja zu ihrem Medium die Luft.« (GA 283, S. 121) Das seelische Innenleben des Ertönens hat sich indessen gegenüber dem physikalischen Medium, das ihm gleichsam zum Leibe dient, emanzipiert, indem es das Ätherische seines Tones am Luftmedium abstoßend ins Geseel reflektiert. Daher fährt Steiner fort: »Aber das, was wir im Ton erleben, hat nämlich gar nichts mehr zu tun mit der Luft. Und die Sache ist diese, daß das Ohr dasjenige Organ ist, welches erst vor einem Tonerlebnis das Luftartige vom Ton absondert, so daß wir den Ton, indem wir ihn erleben als solchen, eigentlich empfangen als Resonanz, als Reflexion. Das Ohr ist eigentlich dasjenige Organ, das uns den in der Luft leben-

Um im Tönenden diese Sinnsphäre verstehend zu betreten, muß der Hörende von der bloßen Schwingung zu deren sinngründigen Verursachung sich erheben.

Die Bedeutung der physikalischen Terminologie ins Seelische mutatis mutandis verlängernd, kann von einer Schwingungsanpassung, einem Einschwingen auf die jeweilige Resonanzfrequenz zwischen Tönendem und Hörendem gesprochen werden. In dieser Mitschwingung kann der Urheber und Gestalter des Tones oder Wortes in seiner Eigenbefindlichkeit erfühlt werden. Hier liegt der Berührungspunkt von der Inspiration und Intuition.

Zur Aufgabe des Herzens gehört schon die vorgängige Aufrufung des Gestus der Hörwilligkeit, hinüberführend zur hingeneigten Einstimmung auf das künftighin zu Hörende. Dies erfordert auch ein Sich-Einlassen auf das noch Ungeschehene, Zukünftige, auf das Fremde und Unbekannte, mit einem Wort: das noch Ungesagte, das sich zu Wort melden wird.

---

den Ton ins Innere unseres Menschen zurückwirft, aber so, daß das Luftelement abgesondert ist, und dann der Ton, indem wir ihn hören, im Ätherelemente lebt. Also das Ohr ist eigentlich dazu da, um, [...] das Tönen des Tones in der Luft zu überwinden und uns das reine Äthererlebnis des Tones ins Innere zurückzuwerfen.« (121 f.)

Mit dem Herzen hören, bedeutet nämlich nicht, einer unvermeidlichen Geräuschkulisse zuzuhören, sondern (unter anderem) dem »Noch-nicht« *aktiv* entgegen zu lauschen. Ein Entgegenlauschen, das bestenfalls in tiefer Stille ruht, schlechtestenfalls im Lärme sich unversehrt bewahren muß. Das Herzlauschen, indem es das Ohr ins Ungewisse ausrichtet, sieht sich allerlei existentiellen Fragen ausgesetzt: Wer oder was wird die Stimme erheben? Was wird mich ansprechen? Welche Worte wird es an mich richten? In welchem Tonfall? Wann wird es sprechen? Ja, wird es überhaupt sprechen — oder mich mit Schweigen zermürben? Ich weiß es *jetzt* nicht. Ich weiß nur, daß ich als Hörarbeiter des Herzens diese Unsicherheit aushalten muß.

Um das rechte Hören zu ermöglichen, meistert das Herz die Öffnungsgebärde des Vertrauens — nicht allein auf schenkende Weise in anderes, sondern auch in *sich*. Dies letztere ist das unverzichtbare Selbstvertrauen, daß mein hörendes Ich auch das Aggressive und Übergriffige des feindlichen Wortes bewältigen werde. Denn auch dieses wird, früher oder später, meinem Gehör erklingen.

Zu den Primärtugenden des Herz-Gehörs zählen Hoffnung, Glaube, Zuversicht.

Das Herz-Gehör darf keine selektiven Ambitionen verfolgen. Es muß sich in Unvoreingenommenheit üben — wohlwissend, daß es zuweilen auch Unerträglliches zu hören bekommen wird. Ein Hören, das den umfassenden Insinn des Daseinsklanges, der Weltensprache erlauschen will, muß auch ein *mutiges* Hören sein. Hierzu muß das Herz-Chakra adäquat erkraftet sein.

Die skizzierten Gedankengänge kommen auf verblüffend kompakte Weise in dem chinesischen Schriftzeichen für das Wort »hören« zum Ausdruck. Dieses komplexe Zeichen beinhaltet als konstitutive Teilaspekte die Zeichen für »Ohr«, »Auge« und »Herz«:

Ohr 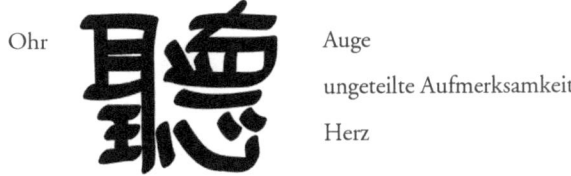 Auge

ungeteilte Aufmerksamkeit

Herz

Der umfassende Wahrnehmungsprozeß des Hörens inkludiert als synästhetisches Geschehen auch die Qualität des Hinsehens und die Empathiekraft des Herzens — all dies vereint in einer integralen Intentionalität.

Nicht zuletzt gehört zum Repertoire des Herz-Gehörs die Alchymie des Schweigens. Nur der Schweigende vermag zu hören. Und nur der gekonnt Schweigende vermag die nagende Ödnis eines ihm entgegengebrachten Schweigens zu ertragen. Möglicherweise auch, mit Gottes Hilfe, vermag er es zu erlösen und zu verwandeln.

Abgründig ruht im Geschweig jegliche Wortung. Dort in verwehender Leere aber waltet und west:

- nichts Gewordenes, sondern dessen Quellursprung;
- nichts Definiertes, d.h. Begrenztes, sondern dessen Quellursprung;
- nichts Bestimmtes, sondern dessen Quellursprung;
- nichts Seiendes, sondern dessen Quellursprung;
- nichts Werdendes, sondern dessen Quellursprung;
- nichts Vergehendes, sondern dessen Quellursprung;
- nichts Tätiges und nichts Ruhendes, sondern dessen Quellursprung;
- nichts Gebundenes und nichts Freies, sondern dessen Quellursprung; —
- nichts Herkünftiges und Grundhaftes, sondern der Ungrund aller Herkünftigkeit.

Alles Sein ist eine Delle im Nichts.

Aus der unzugänglichen Nichtungsruhe des lichtlosen Geschweigs wellen zeugende Willensstöße, die ALLES urmächtig ins Sein schleudern können, weil sie Nichts *schon* und *je* sind. Im Geschweig ist nichts Sag- und Erkennbares. Es herrscht Formlosigkeit, Unbeschaffenheit, Nicht-hier-oder-dort-Sein, Nicht-jetzt-oder-früher-oder-später-Sein, Nicht-so-oder-anders-Sein, Substanzlosigkeit. Es existiert in jenem Abgrund auch keine Bestimmungslosigkeit, da diese sich denknotwendig abstößt gegen die Begriffsform, d.h. den Erzbegriff der Bestimmbarkeit. Diese tritt aber erst hervor als zerbrochene, zersplitterte Heraussetzung ins eingetrübte Reich der manifestierten Zugänglichkeit. Alles Bestimmbare im säglichen Horizont des Seins ist absolutes[39] abgeworfenes Produkt des Geistgeschweigs. In dessen Bezirk sprudelt die unzugängliche Quelle, aus der alles Offenbare entströmt.[40] In seiner Singularität aber ist zugleich auch die Senke verborgen, in welcher alle welterfüllenden Inhalte in Ungewesenheit zurückversickern.

HIER wurzelt die Kraft des Gehörs.

---

39 Lateinisch: »absolutus« → »ab-solvere«: los-lösen.
40 Cf. Novalis: »Sollte es noch eine höhere Sfäre geben, so wäre es die zwischen Seyn und Nichtseyn — das Schweben zwischen beyden — Ein Unaussprechliches, und hier haben wir den *Begriff* von *Leben*.« (Kluckhohn, Paul / Samuel, Richard (Hrsg.): Novalis: Schriften. Die Werke Friedrich von Hardenbergs. Zweiter Band. Das philosophische Werk I, Darmstadt 1965, Fichte-Studien, Nr. 3, S. 106.)

10. Coda

*Zu den musikalischen Kräften
bei Beethoven und Bruckner — ein Vergleich*

Völlig kernig, dinglich wesenhaft erfüllt Beethovens
Musik die räumliche wie zeitliche Gegenwart: — ab-
solute Präsenz. Diese Musik ist wuchtig und unge-
heuerlich. Sie gewinnt Konkretheit, wird räumlich
faßbar, wie es ein sinnliches Ding nie werden könnte.
Nur durch plastischen Sinn kann man diese Musik
erfassen. Sagt der Meister selbst von seinen Werken:
»Geht um und um, ihr werdet's begreifen!« Beethovens Schöpfungen sind körperhaft in der Urbedeutung
dieses Wortes.

Beethovens Musik ist sinnlich. Sie ist sinnlich, weil
sie geistig ist. Beethovens Sinnlichkeit kennt nicht das
gespenstische Schein-Sein der Materie. Sein Geist aber
ist kein Ungeist. Der wahre Geist, den er verkündet,
ist Wirksamkeit, ist lebenschaffend, existenzverleihend
für alle Formen der Materie. Beethoven steht an jenem Punkt, da der Geist in wahrer Tätigkeit hinun-

terwirkt ins Reich der Materie. Dieser Geist durch-
kraftet die Materie, pulst hinab, erreicht sein Sein in
tätiger Bewegung. Geist will Materie durchwallen.
Dieses Geheimnis ist das Lebenselement Beethoven-
scher Musik. Das größte Geheimnis, das uns tönt aus
Sein und Nichtsein, aus Raum, Feuer und Starre, das
uns entgegenlichtet aus Daseinsweiten, pulsiert in ra-
senden Frequenzen der Bewegungszyklen und dumpf
ins Ich verhallend uns entgegentrommelt aus innerlich
sichtbaren Schwärzefeldern. Der Geist durchflutet
die Welt, er impulsiert die Materie als jene treibende
Kraft, die hinter dem physischen Faktum von Ursache
und Wirkung steht. Nicht auch die physische *Form*
ist der Geist, gegenüber der unorganisierten, kyber-
netisch funktionslosen Materie, ebensowenig die *Idee*
der schließlich erlangten Form, sondern *das* ist der von
Beethoven vermittelte Geist, der mit unverhinderlich
treibender Kraft, wie mit einem gewaltigen Sog, die
Form *erzeugt*.

Beethovens Musik ist formverleihend. Er gestaltet Raum zu Form. Aus der unendlichen Possibilität
des Raumes gestaltet die Geistigkeit seiner Musik die
Form. Dieser muß sich die Materie beugen. Haupt-
sächlich gestaltet er *moralische* Formen; er modelliert
sie durch seine thematische Arbeit am Grundmotiv aus
dem Innenraum. Diese Form, die nie Starrheit ist, son-

dern ständige Metamorphose, bezwingt den Stoff der antimoralischen Gegenwelt des Menschen.

Beethoven schafft aus dem *Geist*. Bruckner schafft aus der *Seele*. Beethoven schafft aus der geistigen Vielheit in eine bestimmte Konkretion. Ein geistiger Kondensationsprozeß. Bruckner hingegen schreitet aus der unbestimmten, alles in sich bergenden Unendlichkeit heran — und entschwindet in dieselbe. Seine Musik schafft nicht durch den objektiven Geist aus dem Raum die Form, sondern seine Tongebilde sind das seelische *Raumeigenleben*.

Bruckner reduziert das Klanggeschehen auf die rein seelischen Äußerungen des Selbst. Überhaupt nichts Objektives ist in seiner Musik, wie es der geistigen Welt anhaftet. Es sind alles Seelenäußerungen des Selbst. Das macht er zudem nicht individuell-persönlich, wie Beethoven, sondern als psychologisches Faktum, d.h. aus der Beobachterposition.

- Beethoven zeigt die Außenseite der übersinnlichen Welt von innen.
- Bruckner zeigt die Innenseite der übersinnlichen Welt von außen.

Bruckners Musik ist der Seelenraum an sich. Das Brucknersche ist die Konzentration der Welt auf einen Punkt. Von diesem Punkt aus strömen unaufhörlich Wellen durch den Seelenraum. Tatsächlich ist durch obige Struktur die Brucknersche Musik weniger fest, weniger konturhaft als die Beethovensche. Sie ist — symbolisch gesprochen — flüssiger, liquider, aber nicht weniger dynamisch. Unerhörtes will hörbar werden. Einmal können wir bei Bruckner hören ein unendliches Sich-Verströmen, eine unendliche Wärme. Ein andermal unvorstellbare Kämpfe, Schlachtfelder der Seele … Der Vorhang der Welt zerreißt. — Die Zertrümmerung des Universums!

Die Aussagekraft seiner Symphonien umfaßt das Weltall; sie ist reicher als alles denkbare Sein. Sie umschließen seelische Ereignisbereiche, deren Wesen die unendliche Modifikation selber ist; die immer dunkel ist und unbestimmt, aber so konkret im Gefühl und solch gewaltige seelische Wirkungen zeitigt, wie im Physischen der vernichtende Einschlag einer Kanonenkugel. Aber schon ist die Gegenkraft da. Die Grauenhaftigkeit, der dröhnende Zermalmungswirbel, der drückender ist als der ärgste Alp, der eben noch die Welt auszulöschen schien — wird verflüchtigt, zerrinnt und wird unwesentlich; währenddessen die neuen Seelenkräfte — die zärtlichsten diesmal und durchsichtig-leichtesten — den Raum erfüllen, wie sie in pastellenen Farben Gemälde malen. … Die feinsten Gewebe, welche ein leichtes Wehen durchwirkt, diese filigranen Schöpfungen erfüllen nun die Seele. Nicht

Menschenhaß und -liebe zeigt Bruckners Musik. Es sind *die Seelenkräfte selbst*, ihr Eigenleben, das den inneren Raum erfüllt; das Beobachtungsfeld, auf dem sich dieses ungeheuere Panorama entfaltet. Völlig unbedeutend steht Bruckner in der Rolle des Zuschauers, unterdessen fürchterliche Gewalten aufeinandertreffen in urkräftigem Ringen.

11. Anhang 1

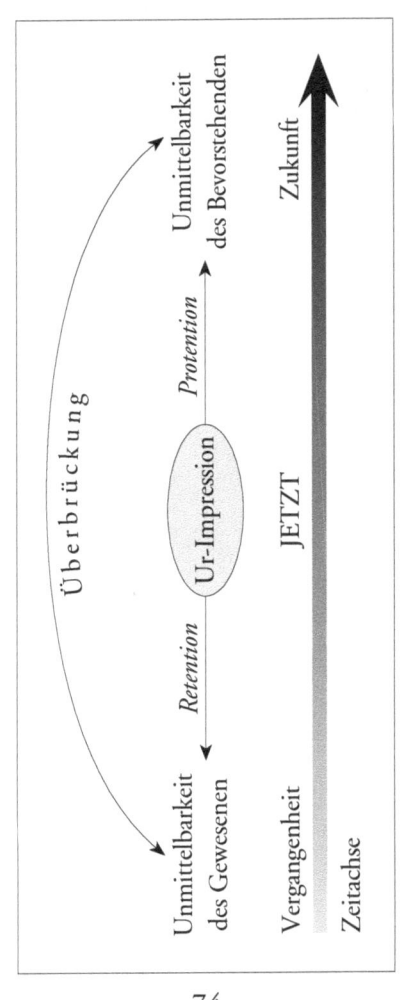

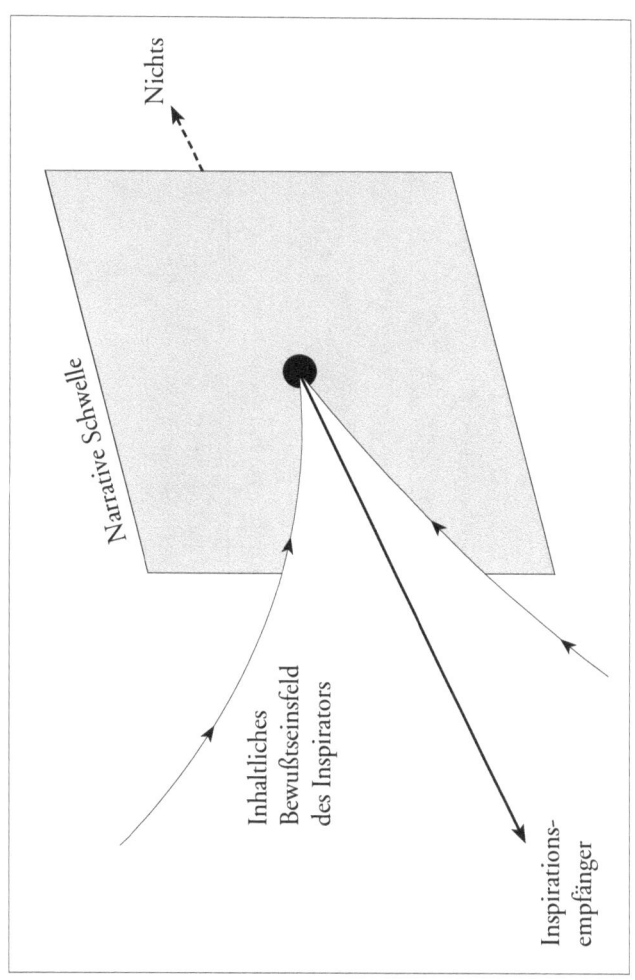

Anhang 3

Die zwölf Sinne nach Rudolf Steiner können folgendermaßen gegliedert werden:

Körpersinne untere Sinne	Umgebungssinne mittlere Sinne	Erkenntnissinne obere Sinne
Gleichgewichtssinn	Wärmesinn	Ichsinn
Bewegungssinn	Sehsinn	Gedankensinn
Lebenssinn	Geschmackssinn	Sprachsinn
Tastsinn	Geruchssinn	Hörsinn

12. Index nominum

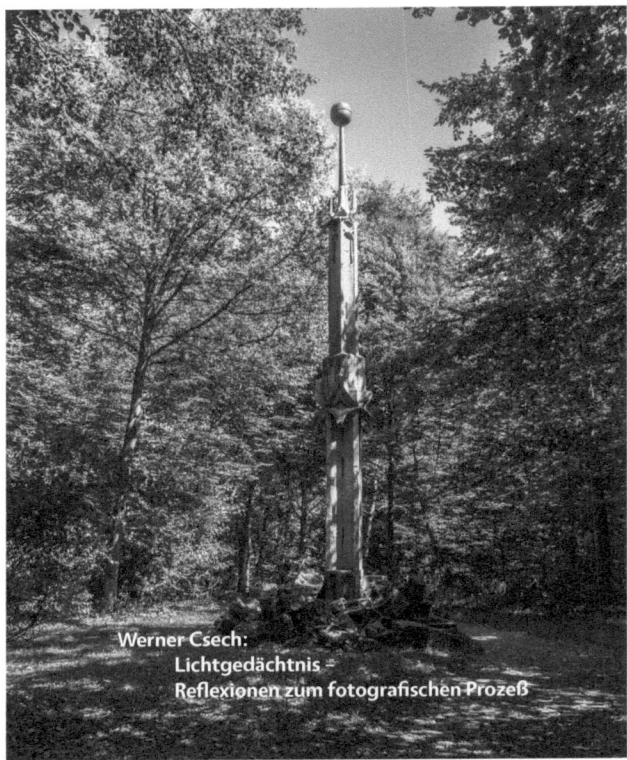

Werner Csech:
Lichtgedächtnis –
Reflexionen zum fotografischen Prozeß

Werner Volker Csech:

Lichtgedächtnis
Reflexionen zum fotografischen Prozeß

Mit den Projektbeispielen einer Bilderserie vom
Landshuter Fialplatz und der Eiskapelle am Watzmann

Diese Publikation wendet sich den grundlegenden Fragen
der Fotografie zu: Aus welchen Beweggründen und mit
welchen Absichten fotografieren wir? Was will ich mit
meinen Bildern erreichen? Welche Bildaussagen will ich
transportieren? Welchen Realitätsbezug will ich herstellen?
Habe ich einen künstlerischen Anspruch? Die vorgetragenen
Reflexionen beziehen die Gedanken und Aperçus zahlrei-
cher namhafter Fotografen mit ein. Die philosophisch-
kunsttheoretischen Überlegungen bieten eine wertvolle
Orientierungshilfe auf dem Weg zum unverwechselbaren
eigenen Bildstil.

127 Seiten, 36 Farbbilder und 6 Schwarz/Weiß-Bilder.
Geschlossenes Format: 200 mm x 250 mm
135 g/qm Bilderdruck matt
Umschlag: 250 g/qm Bilderdruck matt, matt cellophaniert.
KASTALIA-VERLAG · Bodenkirchen 2019
ISBN: 978-3-9805902-3-5 · € 23,00

Werner Volker Csech:

Logik, Mathematik und Raum bei Rudolf Steiner

Zwei Studien zur geistesgeschichtlichen Einordnung

INHALTSVERZEICHNIS

41 Seiten, DIN A4, Spiralbindung
KASTALIA-VERLAG · Bodenkirchen 2010
ISBN: 978-3-9805902-1-1 · € 9,90

FSC
www.fsc.org
MIX
Papier | Fördert
gute Waldnutzung
FSC® C083411

Zeitfracht Medien GmbH
Ferdinand-Jühlke-Straße 7
99095 Erfurt, Deutschland
produktsicherheit@kolibri360.de